全国高等医药院校规划教材

医学影像学实践教程
（放射学部分）

供临床医学类专业、住院医师规范化培训使用

主　编　陈　兵

副主编　平学军　吕秀玲

编　者　（按姓氏汉语拼音排序）

陈　兵　龚　瑞　侯登华　李　婷

李春花　吕秀玲　孟淑萍　平学军

田兴仓　王志军　闫少宁　杨　蔚

詹茸婷　张正平

科学出版社

北　京

内 容 简 介

《医学影像学实践教程（放射学部分）》共分十章，收集了 285 个病例，内容包括了 X 线平片、CT 及 MRI。涵盖各系统常见病多发病典型影像检查图像，内容丰富、覆盖面广。每个病例从影像学图像示教入手，以问题为导向，有利于学生结合临床认识疾病影像特点，强化记忆。

本教程适合于临床医学类专业本科生以及住院医师规范化培训使用，以作业的形式由每个学生独立完成，既可提高学习效果，也是学生学习过程及形成性评价的客观记录，有利于对学生的日常学习效果进行及时客观评价。

图书在版编目 (CIP) 数据

医学影像学实践教程·放射学部分 / 陈兵主编 . —北京：科学出版社，2018.6

全国高等医药院校规划教材

ISBN 978-7-03-057089-5

Ⅰ.①医… Ⅱ.①陈… Ⅲ.①影像诊断 - 医学院校 - 教材②放射诊断 - 医学院校 - 教材 Ⅳ.① R445 ② R814

中国版本图书馆 CIP 数据核字 (2018) 第 067919 号

责任编辑：王　颖 / 责任校对：郭瑞芝
责任印制：徐晓晨 / 封面设计：王　融

科 学 出 版 社 出版
北京东黄城根北街 16 号
邮政编码：100717
http://www.sciencep.com
北京建宏印刷有限公司印刷
科学出版社发行　各地新华书店经销
*

2018 年 6 月第 一 版　开本：787×1092 1/16
2025 年 3 月第三次印刷　印张：12 1/2
字数：360 000

定价：49.80 元
（如有印装质量问题，我社负责调换）

前　言

　　认识图像，识别征象是医学影像学教学中实践教学的重要方法，为适应医学影像学科发展的趋势，进一步提高影像学实践教学效果，满足医学本科生教学及住院医师规范化培训的需求，我们影像学系组织教师编写了《医学影像学实践教程（放射学部分）》一书。共分十章，收集了285个病例，内容包括了X线平片、CT及MRI。涵盖各系统常见病多发病典型影像检查图像，内容丰富、覆盖面广。每个病例从影像学图像示教入手，以问题为导向，训练学生正确描述影像学征象，总结影像学特点，结合临床病史和实验室检查，判断疾病性质，并对疾病做出鉴别诊断的能力，强化学生对课本知识的记忆。

　　本教程适合于临床医学类专业本科生以及住院医师规范化培训使用，以作业的形式由每个学生独立完成，既可提高学习效果，也是学生学习过程及形成性评价的客观记录，有利于对学生的日常学习效果进行及时客观评价。

　　编者虽竭尽全力，但由于时间与经验的关系，纰漏与瑕疵在所难免，恳请国内同行及广大读者批评指正。

陈　兵

2018 年 1 月

目　录

第一章 总 论

正确识别解剖部位及影像学检查方法（平片拍摄体位，CT窗位、时相，MRI扫描序列等）。描述下列影像图片，并注明图中↓、Δ、☆所指。

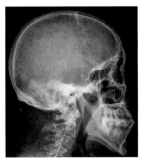
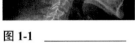

图 1-1 _____

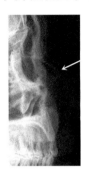

图 1-2 _____

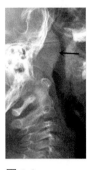

图 1-3 _____

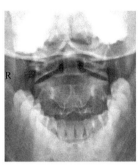

图 1-4 _____

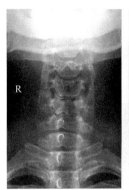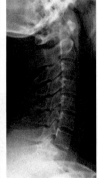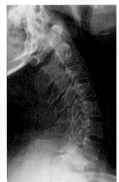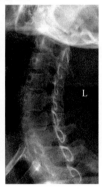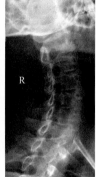

图 1-5 _____

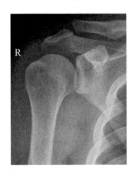

图 1-6 _____

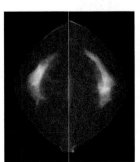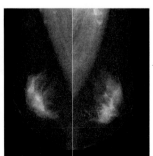

图 1-7 _____

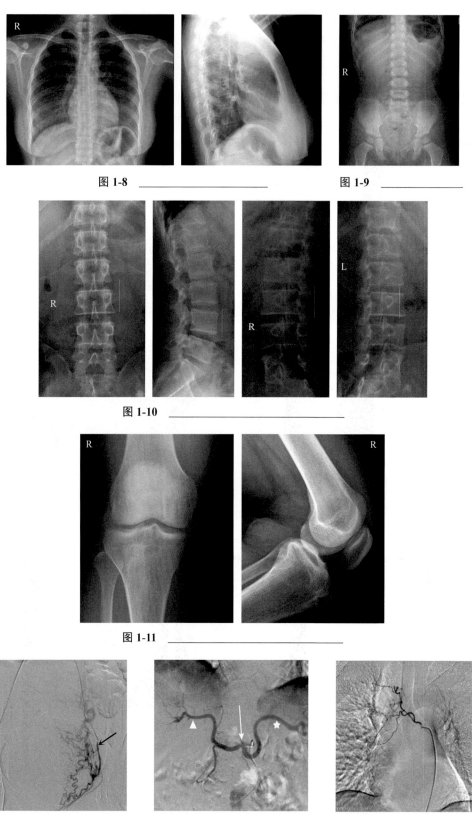

图 1-8 _____

图 1-9 _____

图 1-10 _____

图 1-11 _____

图 1-12 _____　　图 1-13 _____　　图 1-14 _____

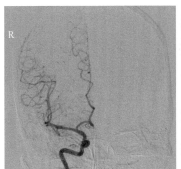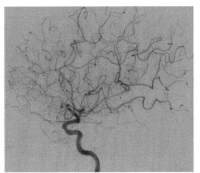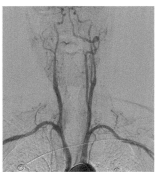

图 1-15 _____

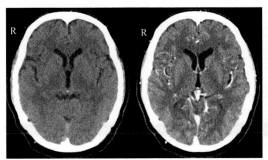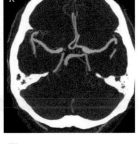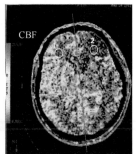

图 1-16 _____   图 1-17 _____   图 1-18 _____

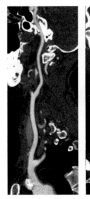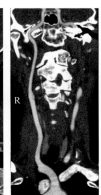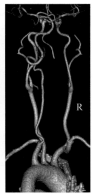

图 1-19 _____

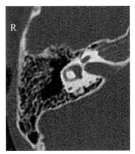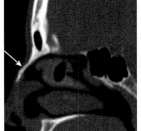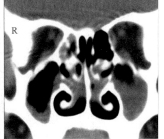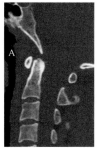

图 1-20 _____   图 1-21 _____   图 1-22 _____   图 1-23 _____

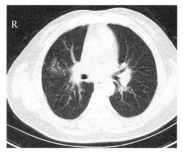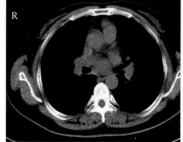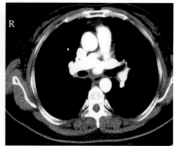

图 1-24 _____

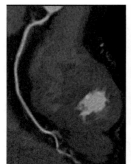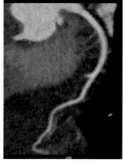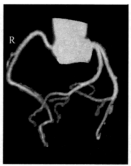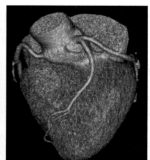

图 1-25 _____

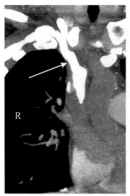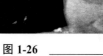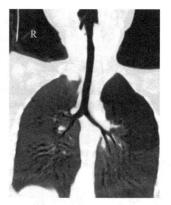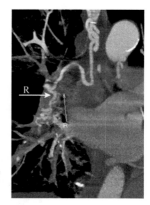

图 1-26 _____ 图 1-27 _____ 图 1-28 _____

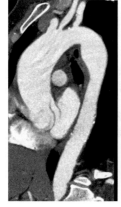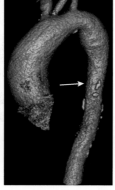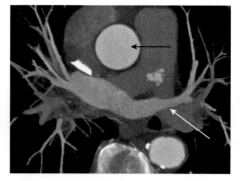

图 1-29 _____ 图 1-30 _____

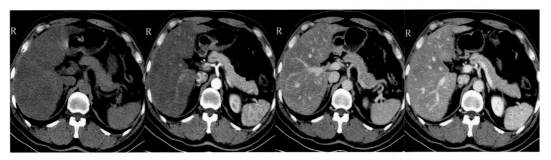

图 1-31 _____

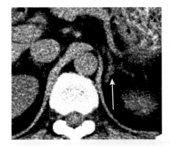
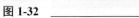

图 1-32 _____

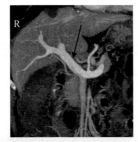

图 1-33 _____

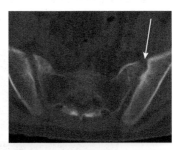

图 1-34 _____

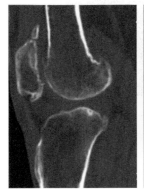

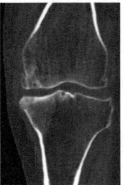

图 1-35 _____

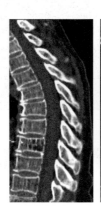

图 1-36 _____

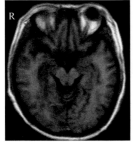
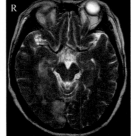
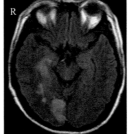
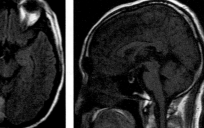

图 1-37 _____

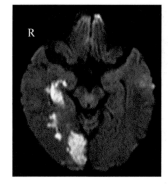

图 1-38 _____

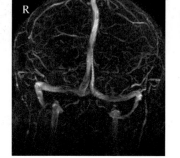

图 1-39 _____

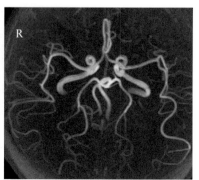

图 1-40 _____

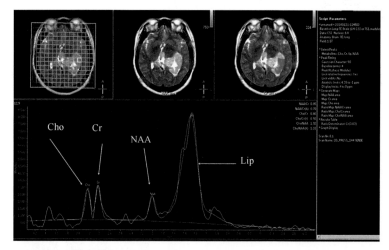

图 1-41 _____

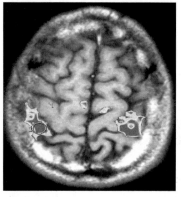
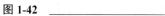

图 1-42 _____

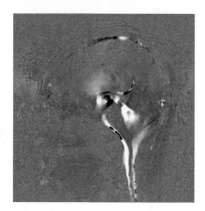

图 1-43 _____

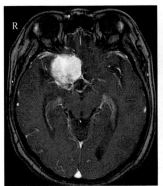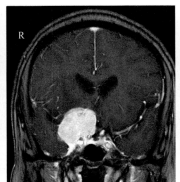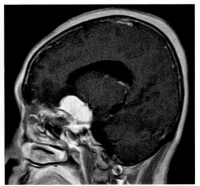

图 1-44 _____

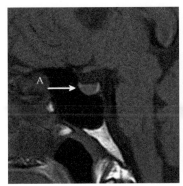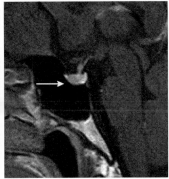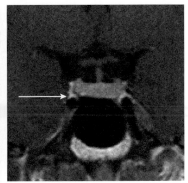

图 1-45 _____

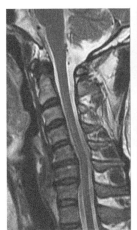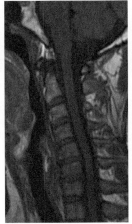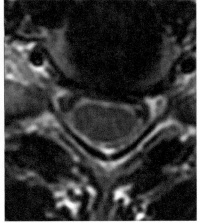

图 1-46 _____

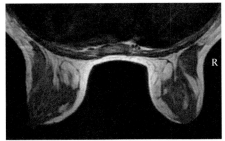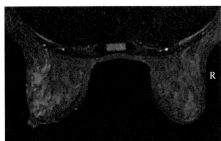

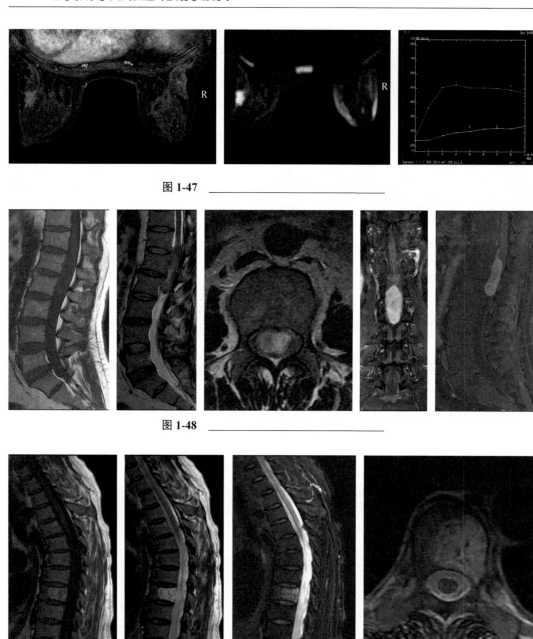

图 1-47 _____

图 1-48 _____

图 1-49 _____

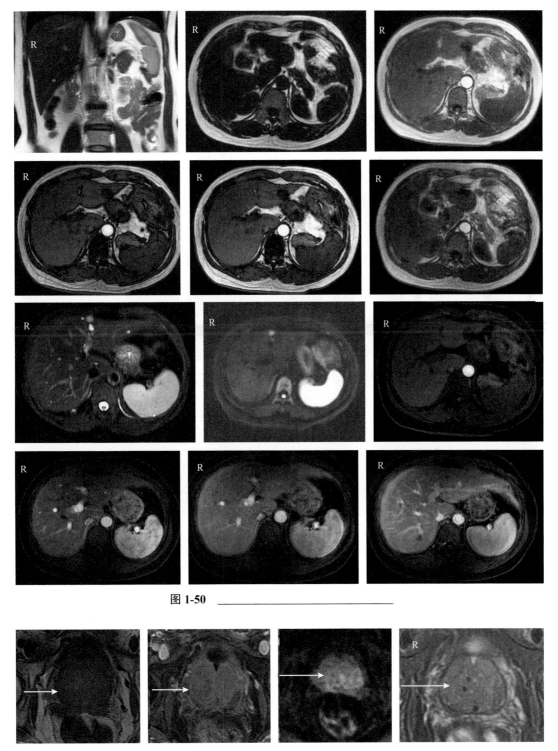

图 1-50

图 1-51

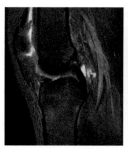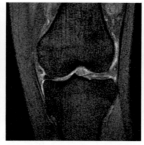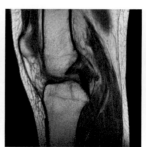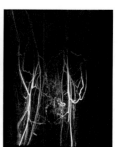

图 1-52 _____

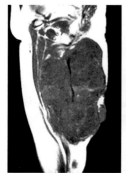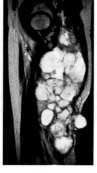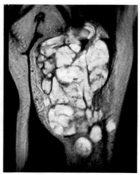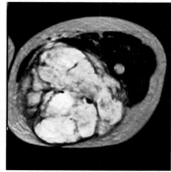

图 1-53 _____

第二章 中枢神经系统

第一节 脑

病例 2-1

【临床病史】 患者，男性，62 岁。主诉"无明显诱因出现头痛，以右侧颞顶部胀痛为主"来我院就诊，行颅脑 MRI 增强检查（图 2-1）。

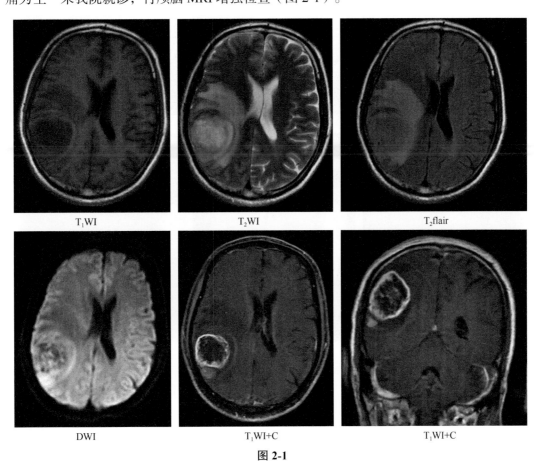

T₁WI   T₂WI   T₂flair

DWI   T₁WI+C   T₁WI+C

图 2-1

【影像学描述】

【诊断】

【鉴别诊断】

病例 2-2

【临床病史】 患者，女性，54 岁。主诉"无明显诱因出现头晕，伴恶心、呕吐 1 个月"来我院就诊，行 MRI 增强 +DWI+MRS 检查（图 2-2）。

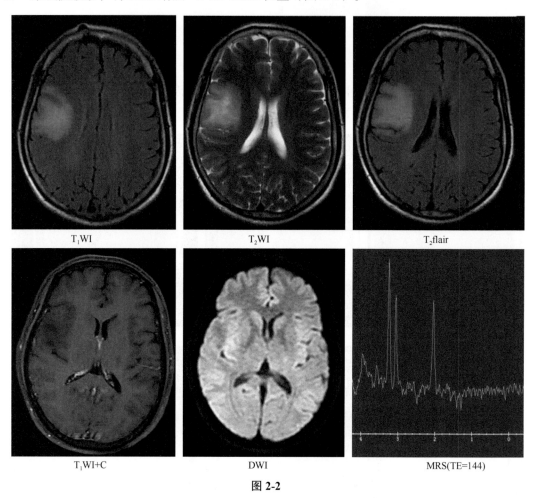

T₁WI	T₂WI	T₂flair
T₁WI+C	DWI	MRS(TE=144)

图 2-2

【影像学描述】

【诊断】

【鉴别诊断】

病例 2-3

【临床病史】 患者，男性，44 岁。主诉：头痛 8 天，以双侧颞部、眼眶为著，持续不缓解，加重伴恶心、呕吐 3 天。既往健康。遂行颅脑 CT 增强和 MRI 增强检查（图 2-3）。

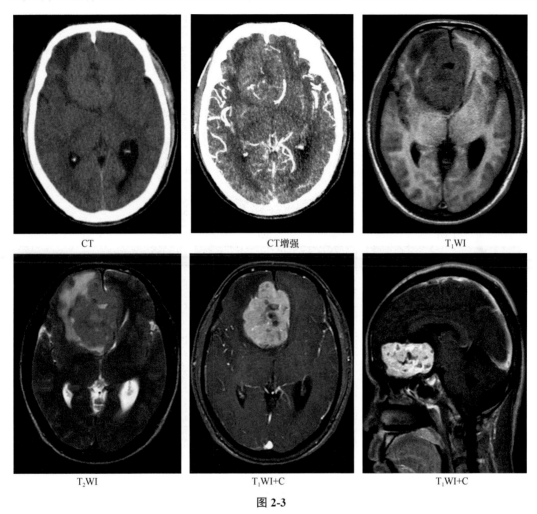

CT CT增强 T₁WI

T₂WI T₁WI+C T₁WI+C

图 2-3

【影像学描述】

【诊断】

【鉴别诊断】

病例 2-4

【临床病史】 患者，女性，51 岁。主诉"言语不清 1 年，加重伴记忆力减退 2 个月余"来我院就诊，行颅脑 MRI 增强检查（图 2-4）。

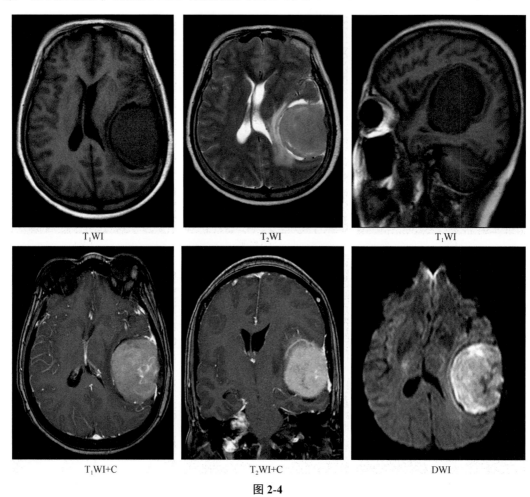

图 2-4

【影像学描述】

【诊断】

【鉴别诊断】

病例 2-5

【临床病史】　患者，女性，44 岁。主诉：左耳听力下降 6 个月，加重伴左侧面部麻木 1 个月。行 MRI 颅脑增强检查（图 2-5）。

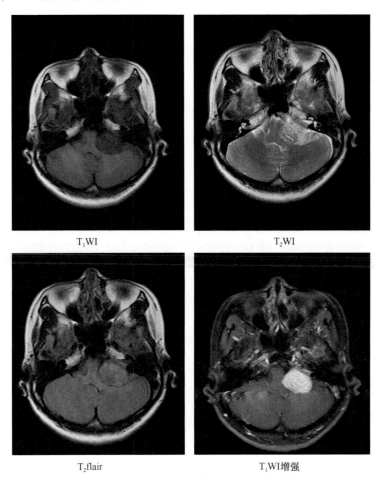

T₁WI　　　　　　　　　　T₂WI

T₂flair　　　　　　　　T₁WI增强

图 2-5

【影像学描述】

【诊断】

【鉴别诊断】

病例 2-6

【临床病史】　患者，男性，80 岁。主诉：眼渐进性视物模糊 6 个月，伴有复视。行颅脑 CT 平扫及 MRI 增强检查（图 2-6）。

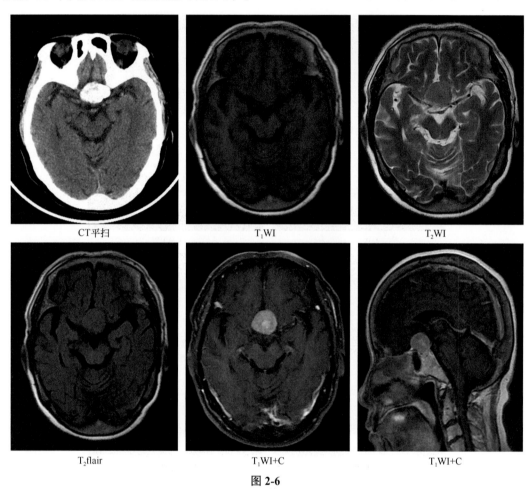

CT平扫　　　　　　　T_1WI　　　　　　　T_2WI

T_2flair　　　　　　　T_1WI+C　　　　　　　T_1WI+C

图 2-6

【影像学描述】

【诊断】

【鉴别诊断】

病例 2-7

【临床病史】 患者，男性，64岁。主诉：双眼视物模糊2个月，右眼视物模糊加重1个月。行CT平扫及MRI增强检查（图2-7）。

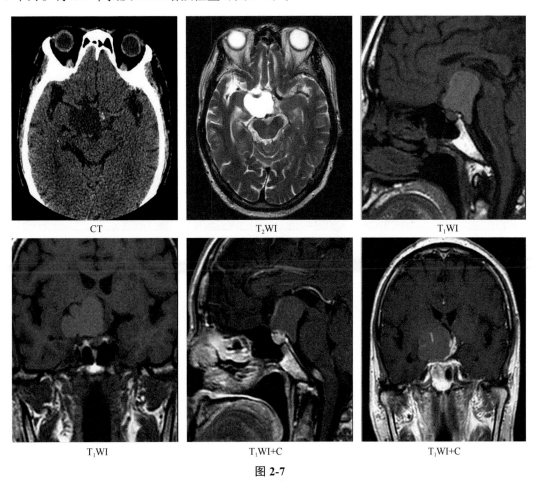

| CT | T₂WI | T₁WI |

| T₁WI | T₁WI+C | T₁WI+C |

图 2-7

【影像学描述】

【诊断】

【鉴别诊断】

病例 2-8

【临床病史】 患者，女性，35 岁。于 2017 年 1 月确诊乳腺癌，行手术治疗，术后辅以放疗和化疗，1 个月前感头晕头痛，行颅脑 MRI 检查（图 2-8）。

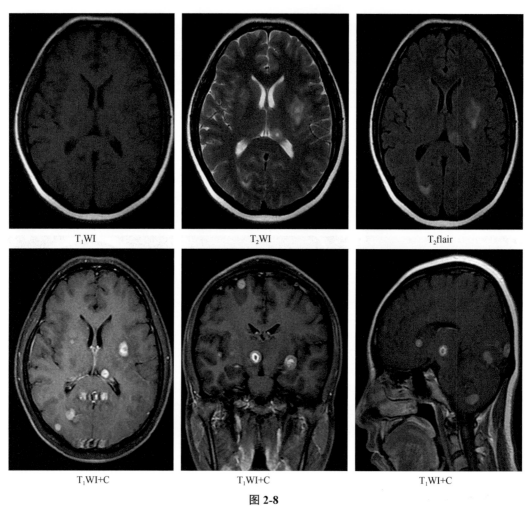

T_1WI T_2WI T_2flair

T_1WI+C T_1WI+C T_1WI+C

图 2-8

【影像学描述】

【诊断】

【鉴别诊断】

病例 2-9

【临床病史】 患者，男性，39岁。高处坠落后持续头痛4天。行颅脑CT平扫检查（图2-9）。

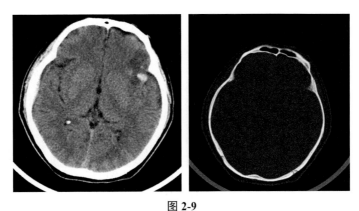

图 2-9

【影像学描述】

【诊断】

【鉴别诊断】

病例 2-10

【临床病史】 患者，男性，52岁。主诉：头部外伤3小时。行颅脑CT平扫（图2-10）。

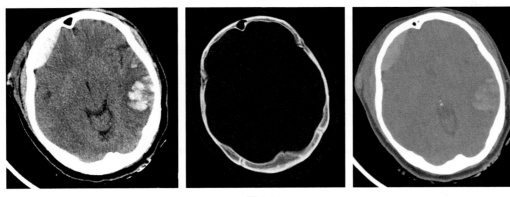

图 2-10

【影像学描述】

【诊断】

【鉴别诊断】

病例 2-11

【临床病史】　患者，男性，34 岁。因"1 天前突发从高处跌倒"入院，既往无高血压病史。行颅脑 MRI 平扫 +DWI 检查（图 2-11）。

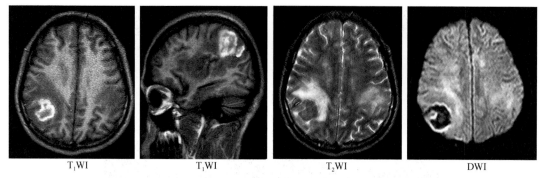

| T₁WI | T₁WI | T₂WI | DWI |

图 2-11

【影像学描述】

【诊断】

【鉴别诊断】

病例 2-12

【临床病史】　患者，男性，30 岁。因"车祸后意识不清 3 小时"急诊入院，行颅脑 CT 检查（图 2-12）。

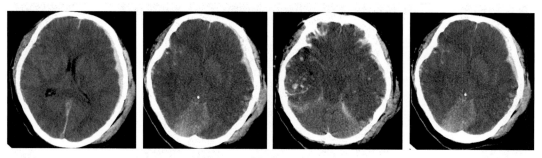

图 2-12

【影像学描述】

【诊断】

【鉴别诊断】

病例 2-13

【临床病史】 患者，女性，67 岁。因"车祸致全身多发伤 14 小时余"来我院就诊，行颅脑 CT 平扫检查（图 2-13）。

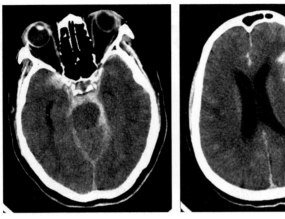

图 2-13

【影像学描述】

【诊断】

【鉴别诊断】

病例 2-14

【临床病史】 患者，男性，55 岁。主诉：突发剧烈持续性头痛，伴恶心、呕吐 1 天。行颅脑 CT 平扫检查（图 2-14）。

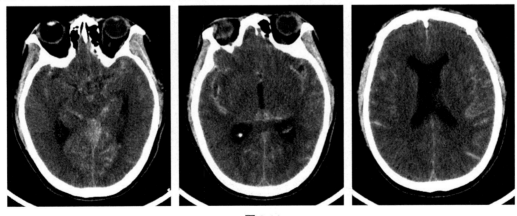

图 2-14

【影像学描述】

【诊断】

【鉴别诊断】

病例 2-15

【临床病史】 患者，男性，31 岁。因"摔伤致意识不清 12 小时"入院。行颅脑 CT 平扫（图 2-15）。

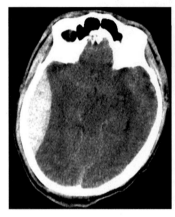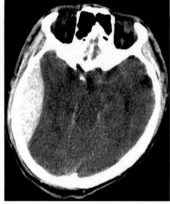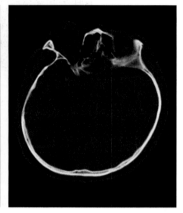

图 2-15

【影像学描述】

【诊断】

【鉴别诊断】

病例 2-16

【临床病史】 患者，男性，58 岁。颅脑轻微外伤史，行颅脑 CT 平扫（图 2-16）。

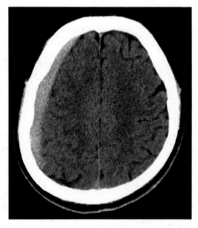

图 2-16

【影像学描述】

【诊断】

【鉴别诊断】

病例 2-17

【临床病史】　患者，男性，53岁。突发头痛急诊入院。行颅脑CT+MRI+DWI检查（图2-17）。

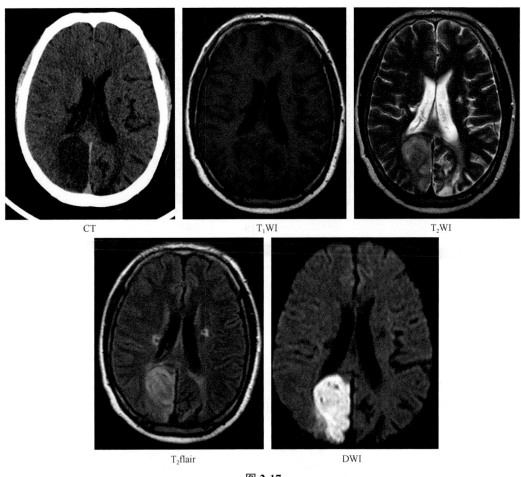

图 2-17

【影像学描述】

【诊断】

【鉴别诊断】

病例 2-18

【临床病史】 患者，女性，56岁。既往有高血压病史10年，因头晕、头痛来院就诊。行颅脑 CT 检查（图 2-18）。

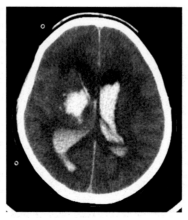

图 2-18

【影像学描述】

【诊断】

【鉴别诊断】

病例 2-19

【临床病史】 患者，男性，59岁。主诉：头痛、意识不清 6 小时。既往有高血压病史多年。行颅脑 CTA 检查（图 2-19）。

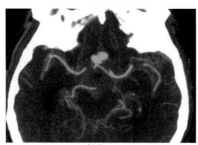 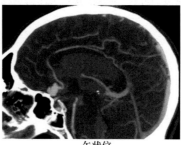 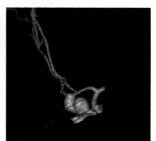

轴位   矢状位   VR图像

图 2-19

【影像学描述】

【诊断】

【鉴别诊断】

病例 2-20

【临床病史】 患者，女性，26 岁。因"反复发作肢体抽搐 1 个月，加重 2 天"来我院就诊。实验室检查：脑脊液检查：淋巴细胞 91%；病毒检测：风疹病毒抗体 IgG 31.1 U/ml（＜ 10.000）；单纯疱疹病毒抗体 IgG（Ⅰ + Ⅱ）29.400（＜ 1.100）；巨细胞病毒抗体 IgG Ⅱ 33.000U/ml（＜ 14.000）。行颅脑 MRI 检查（图 2-20）。

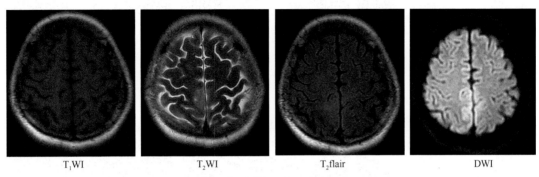

T_1WI $\qquad$ T_2WI $\qquad$ T_2flair $\qquad$ DWI

图 2-20

【影像学描述】

【诊断】

【鉴别诊断】

病例 2-21

【临床病史】 患者，男性，37 岁。因"头痛，意识不清 2 天"入院。脑脊液检查有核细胞以淋巴细胞为主。行颅脑 MRI 检查（图 2-21）。

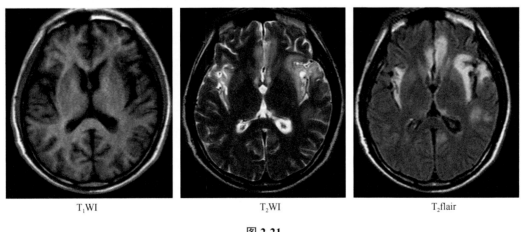

T_1WI $\qquad$ T_2WI $\qquad$ T_2flair

图 2-21

【影像学描述】

【诊断】

【鉴别诊断】

病例 2-22

【临床病史】 患者，男性，27 岁。间断头痛 15 天，伴左上肢麻木、活动不利 4 天。查体：体温 36.2℃，脉博 90 次 / 分，呼吸 21 次 / 分，血压 139/91mmHg。血常规示白细胞 19.9×10^9/L。行颅脑 MRI 检查（图 2-22）。

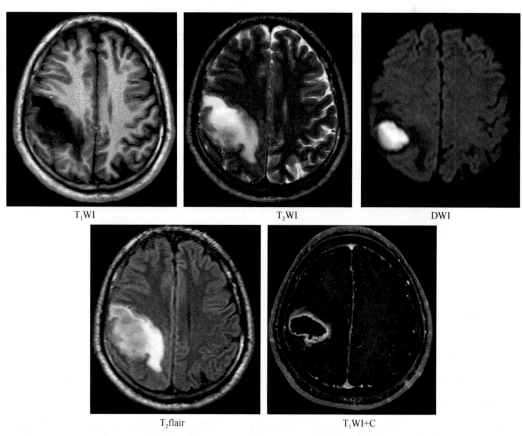

图 2-22

【影像学描述】

【诊断】

【鉴别诊断】

病例 2-23

【临床表现】 患者，女性，32 岁。头痛、头昏 20 天，加重 4 天。既往有乏力，午后低热，红细胞沉降率（血沉）加快（图 2-23）。

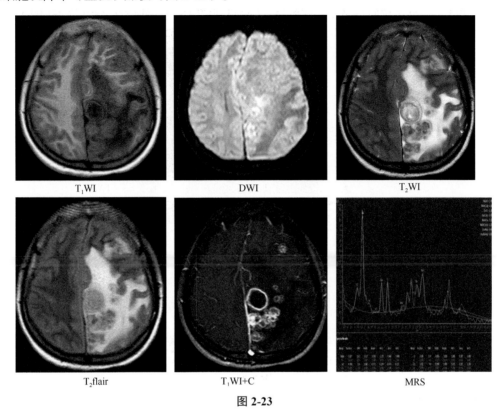

图 2-23

【影像学描述】

【诊断】

【鉴别诊断】

病例 2-24

【临床病史】　患者，男性，32岁。主诉：进行性加重头痛，无明显诱因恶心、呕吐24小时。生活史：曾食用过未煮熟猪肉。实验室检查：间接血凝（IHA）+，酶联免疫吸附试验（ELISA）+，循环抗原（CA）+，嗜酸性粒细胞明显升高。行颅脑CT+MRI检查（图2-24）。

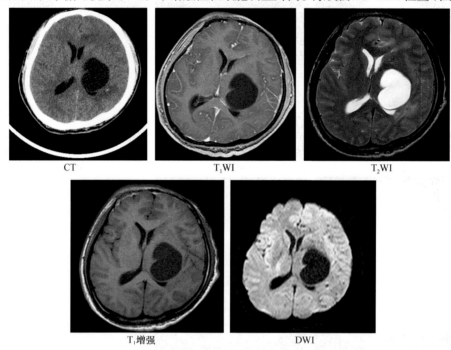

CT　　　　　T₁WI　　　　　T₂WI

T₁增强　　　　　DWI

图 2-24

【影像学描述】

【诊断】

【鉴别诊断】

病例 2-25

【临床病史】　患者，女性，34岁。因"头痛、头疼数天"入院。行颅脑MRI检查（图2-25）。

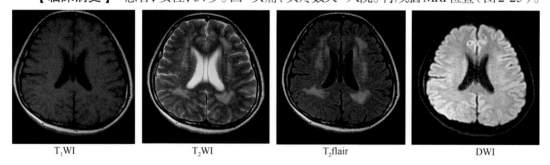

T₁WI　　　　T₂WI　　　　T₂flair　　　　DWI

图 2-25

【影像学描述】

【诊断】

【鉴别诊断】

病例 2-26

【临床表现】 患儿，女性，9岁。头疼伴呕吐20余天，睡醒可缓解。行颅脑MRI平扫（图2-26）。

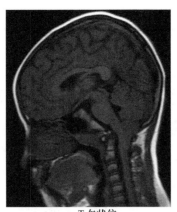

T₁矢状位

图 2-26

【影像学描述】

【诊断】

【鉴别诊断】

病例 2-27

【临床病史】 患者，男性，51岁。癫痫间断发作30余年，行颅脑MRI平扫（图2-27）。

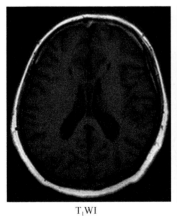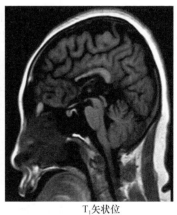

T₁WI   T₂WI   T₁矢状位

图 2-27

【影像学描述】

【诊断】

【鉴别诊断】

第二节　脊　髓

病例 2-28

【临床病史】　患者，女性，50 岁。因"腹部及双下肢麻木 8 天，加重伴右下肢无力 3 天"入院。行颈椎 MRI 检查（图 2-28）。脑脊液免疫球蛋白 G（CSF-IgG）41.40mg/L（正常范围 0.00 ~ 34.00mg/L）。双眼 VEP 视觉传导通路正常。

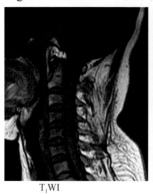

T₁WI　　　　　　　　T₂WI

图 2-28

【影像学描述】

【诊断】

【鉴别诊断】

病例 2-29

【临床病史】　患者，男性，25 岁。因"外伤致头部、颈部疼痛伴四肢感觉运动障碍 16 小时"入院。行颈椎 MRI 平扫（图 2-29）。

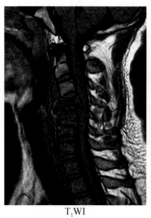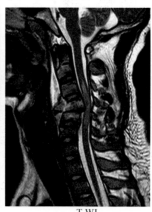

T₁WI　　　　　　　　T₂WI

图 2-29

【影像学描述】

【诊断】

【鉴别诊断】

病例 2-30

【临床表现】 患者，男性，32 岁。双下肢麻木 3 个月，肌力减弱 1 个月。行颈椎 MRI 平扫（图 2-30）。

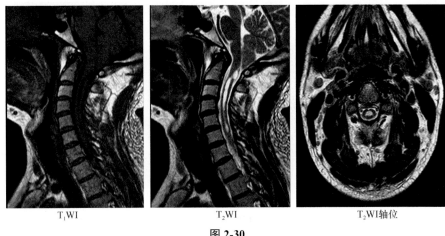

T₁WI　　　　　　　T₂WI　　　　　　　T₂WI轴位

图 2-30

【影像学描述】

【诊断】

【鉴别诊断】

病例 2-31

【临床病史】 患者，女性，32 岁。因"阵发性疼痛 3 个月"就诊。行胸椎 MRI 平扫＋增强检查（图 2-31）。

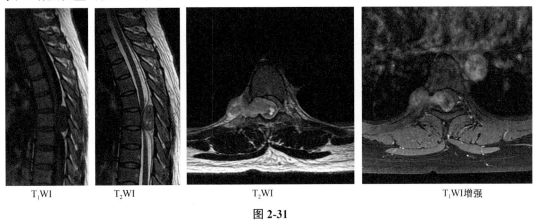

T₁WI　　　　T₂WI　　　　　　　T₂WI　　　　　　　T₁WI增强

图 2-31

【影像学描述】

【诊断】

【鉴别诊断】

病例 2-32

【临床病史】 患者，女性，37岁。因"腰痛"就诊。行胸椎MRI平扫＋增强检查（图2-32）。

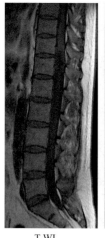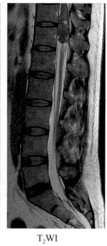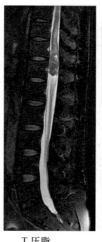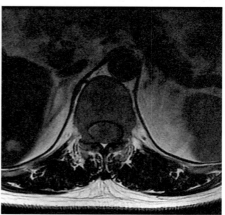

T_1WI　　　　　　T_2WI　　　　　　T_2压脂　　　　　　　　T_2轴位

图 2-32

【影像学描述】

【诊断】

【鉴别诊断】

病例 2-33

【临床病史】 患者，女性，37岁。因"无明显诱因头疼，恶心、呕吐2天"就诊。行颈椎MRI平扫＋增强检查（图2-33）。

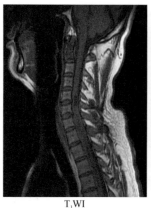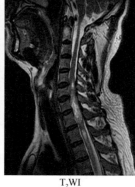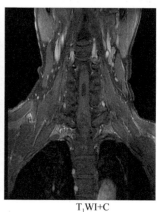

T_1WI　　　　　　　　T_2WI　　　　　　　T_1WI+C

图 2-33

【影像学描述】

【诊断】

【鉴别诊断】

第三章　头　颈　部

第一节　眼　　部

病例 3-1

【临床病史】　患者，女性，35岁。右侧眼球突出，复视伴眼痛1周。行CT检查（图3-1）。

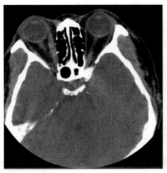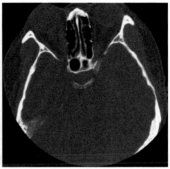

图 3-1

【影像学描述】

【诊断】

【鉴别诊断】

病例 3-2

【临床病史】　患者，男性，55岁。左眼渐进性肿胀伴复视6个月。影像学检查如图3-2所示。

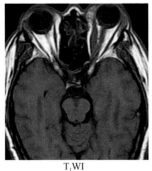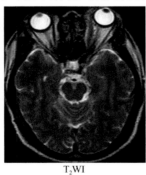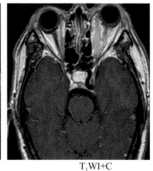

T_1WI　　　　　　　　T_2WI　　　　　　　　T_1WI+C

图 3-2

【影像学描述】

【诊断】

【鉴别诊断】

病例 3-3

【临床病史】 患者，女性，52 岁。患者于 2 周前无明显诱因发现左眼较右眼突出，无视物不清、复视等。行 MRI 检查（图 3-3）。

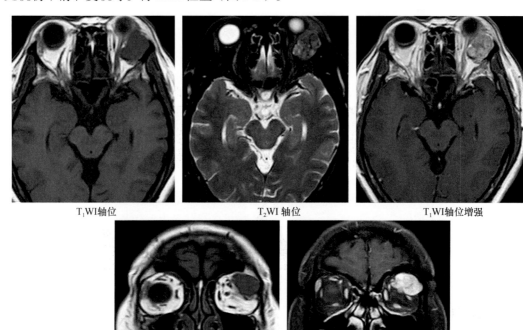

T₁WI轴位　　　　　　　T₂WI 轴位　　　　　　　T₁WI轴位增强

T₁WI冠状位　　　　　　　T₁WI 冠状位增强

图 3-3

【影像学描述】

【诊断】

【鉴别诊断】

病例 3-4

【临床病史】 患者，女性，51 岁。因"双眼视物模糊 2 年，左眼斜视 3 个月"入院。行 MRI 检查（图 3-4）。

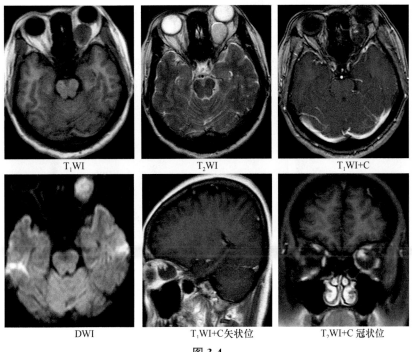

T$_1$WI	T$_2$WI	T$_1$WI+C
DWI	T$_1$WI+C矢状位	T$_2$WI+C 冠状位

图 3-4

【影像学描述】

【诊断】

【鉴别诊断】

病例 3-5

【临床病史】 患者，男性，32 岁。因"眼部外伤"急诊入院。影像学检查如图 3-5 所示。

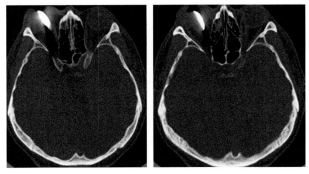

图 3-5

【影像学描述】

【诊断】

【鉴别诊断】

第二节　耳　部

病例 3-6

【临床病史】　患者，男性，24 岁。右耳疼痛伴间歇性耳鸣数月。行 CT 平扫检查（图 3-6）。

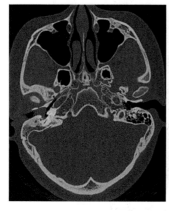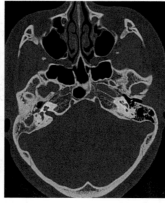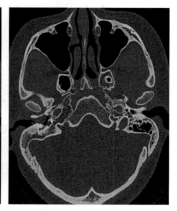

图 3-6

【影像学描述】

【诊断】

【鉴别诊断】

病例 3-7

【临床病史】　患者，男性，38 岁。车祸致头部外伤。CT 平扫检查如图 3-7 所示。

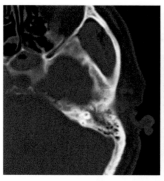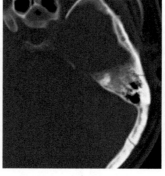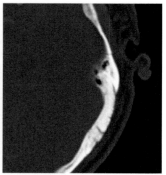

图 3-7

【影像学描述】

【诊断】

【鉴别诊断】

病例 3-8

【临床病史】 患者，女性，50岁。因"左侧头部外突性肿块"入院。行颅脑CT检查（图3-8）。

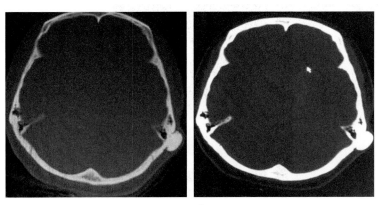

图 3-8

【影像学描述】

【诊断】

【鉴别诊断】

第三节 鼻及鼻窦

病例 3-9

【临床病史】 患者，男性，32岁。因"头晕、头痛1周余"来院，行CT检查（图3-9）。

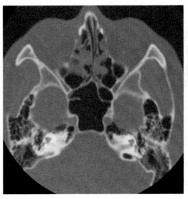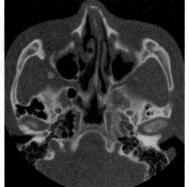

图 3-9

【影像学描述】

【诊断】

【鉴别诊断】

病例 3-10

【临床病史】 患者，男性，60岁。因"左侧鼻塞、涕多伴头痛半年，加重2个月"入院。行 CT 检查（图 3-10）。

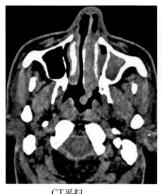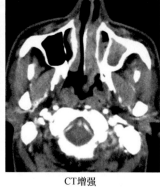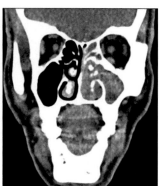

| CT平扫 | CT增强 | CT冠状位重建 |

图 3-10

【影像学描述】

【诊断】

【鉴别诊断】

病例 3-11

【临床病史】 患者，女性，69岁。因"左侧面部肿胀伴疼痛麻木2个月余"入院。行 CT 检查（图 3-11）。

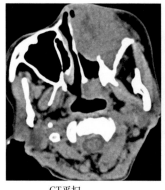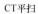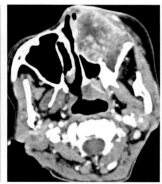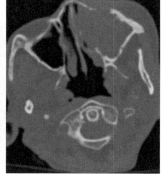

| CT平扫 | CT增强 | CT骨窗 |

图 3-11

【影像学描述】

【诊断】

【鉴别诊断】

第四节 咽 部

病例 3-12

【临床病史】 患者，男性，57 岁。因"间断性咽痛 2 年，加重伴吞咽困难、发热 3 天"入院。影像学检查如图 3-12 所示。

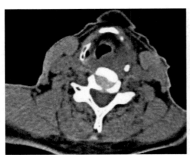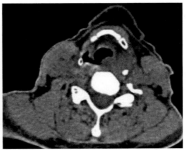

图 3-12

【影像学描述】

【诊断】

【鉴别诊断】

病例 3-13

【临床病史】 患者，男性，61 岁。因"畏寒，乏力、纳差 1 年余，加重伴头痛半个月"入院。行 MRI 检查（图 3-13）。

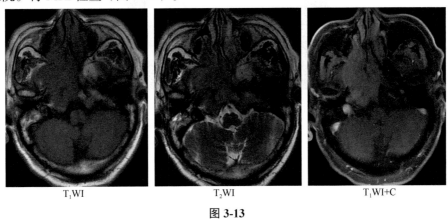

T$_1$WI   T$_2$WI   T$_1$WI+C

图 3-13

【影像学描述】

【诊断】

【鉴别诊断】

第五节　喉　　部

病例 3-14

【临床病史】　患者，男性，53 岁。因"咽部异物感 1 个月"入院。行 MRI 检查（图 3-14）。

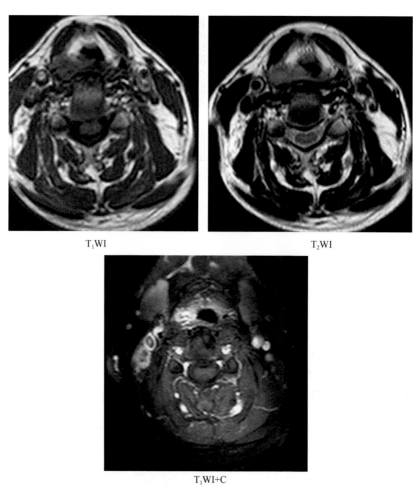

T₁WI　　　　　　　　　　　T₂WI

T₁WI+C

图 3-14

【影像学描述】

【诊断】

【鉴别诊断】

第六节 口腔颌面部

病例 3-15

【临床病史】 患者，男性，59岁。因"左侧下颌骨后牙区反复出血8年余"入院。行 CT 检查（图 3-15）。

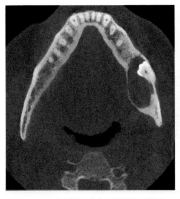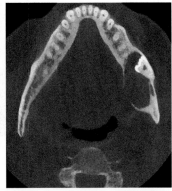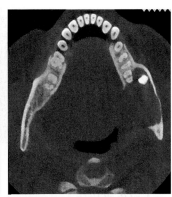

图 3-15

【影像学描述】

【诊断】

【鉴别诊断】

病例 3-16

【临床病史】 患者，男性，60岁。因"左侧耳前隆起病变2年余"入院。行MRI检查（图3-16）。

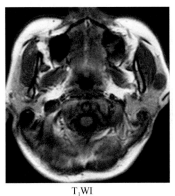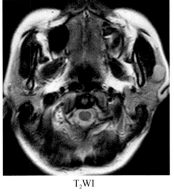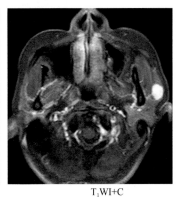

| T_1WI | T_2WI | T_1WI+C |

图 3-16

【影像学描述】

【诊断】

【鉴别诊断】

病例 3-17

【临床病史】 患者，女性，56 岁。因"左侧耳下无痛性肿块 3 年余，近 1 年肿物增大"入院。行 CT 检查（图 3-17）。

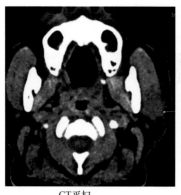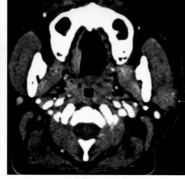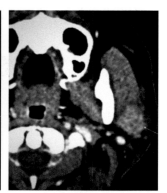

CT平扫 　　　　　 CT增强(动脉期) 　　　　　 CT增强(静脉期)

图 3-17

【影像学描述】

【诊断】

【鉴别诊断】

病例 3-18

【临床病史】 患者"下颌骨肿物"待查。行下颌骨 CT 重建检查（图 3-18）。

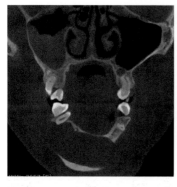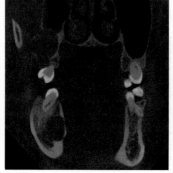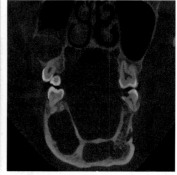

图 3-18

【影像学描述】

【诊断】

【鉴别诊断】

第七节 颈 部

病例 3-19

【临床病史】 患者，男性，37 岁。因"发现右侧颈部肿物半年余"入院。否认有高血压、冠心病病史。行颈部增强 CT 检查（图 3-19）。

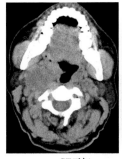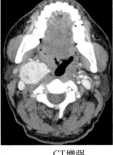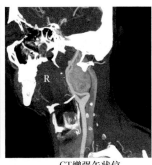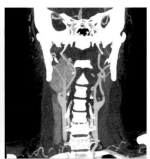

CT平扫　　　　　　　CT增强　　　　　　CT增强矢状位　　　　　CT增强冠状位

图 3-19

【影像学描述】

【诊断】

【鉴别诊断】

病例 3-20

【临床病史】 患者，女性，53 岁。因"发现甲状腺结节 5 个月余"入院。行颈部 CT 增强检查（图 3-20）。

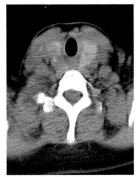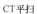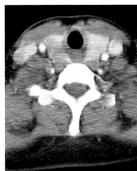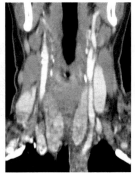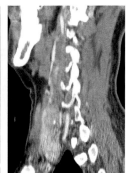

CT平扫　　　　　　　CT增强　　　　　　CT增强冠状位　　　　　CT增强矢状位

图 3-20

【影像学描述】

【诊断】

【鉴别诊断】

第四章 呼吸系统

第一节 正常影像学表现

病例 4-1

【临床病史】 患者,男性,15 岁。因紫癜收住皮肤科,入院常规行胸部正侧位片(图 4-1)。

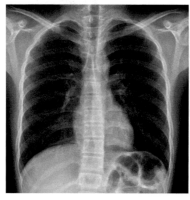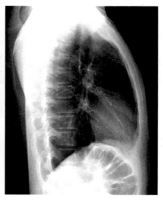

图 4-1

【影像学描述】

【诊断】

【鉴别诊断】

病例 4-2

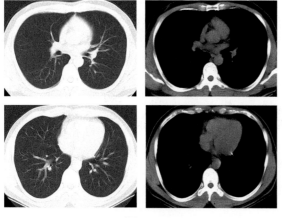

图 4-2

【临床病史】 患者,男性,35 岁。因咳嗽就诊于呼吸内科门诊,行胸部 CT 轴位平扫(图 4-2)。

【影像学描述】

【诊断】

【鉴别诊断】

第二节 肺部感染性病变

病例 4-3

【临床病史】 患者，男性，36岁。因"反复自发性气胸，Ⅲ期矽肺"入院。患者7年前于当地疾病预防控制中心诊断为"Ⅲ期矽肺"，后行双肺灌洗术。2个月前患者感冒后出现胸闷、气短，就诊于当地医院，行胸部 CT 提示右侧大量气胸。来我院后行胸部 CT 轴位平扫（图 4-3）。

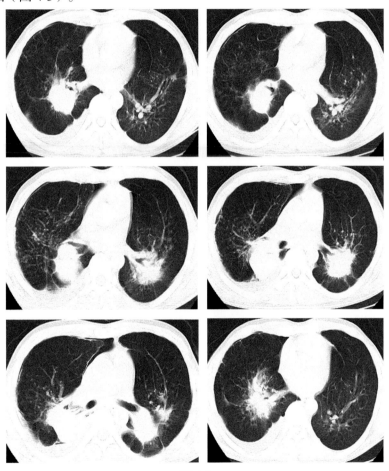

图 4-3

【影像学描述】

【诊断】

【鉴别诊断】

病例 4-4

【临床病史】 患者，男性，28岁。因"乏力、消瘦5个月，间断咳嗽伴发热20天"入院，患者1周前在外院确诊感染人类免疫缺陷病毒。实验室检查：梅毒联检 TP-CLI 阴性；TRUST 阴性；血常规示白细胞 $3.86×10^9$/L；结核抗体阴性；巨细胞病毒 HCMV-DNA 阳性。行胸部正侧位片及胸部 CT 轴位平扫（图 4-4）。

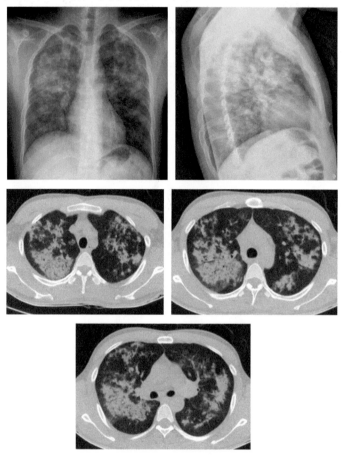

图 4-4

【影像学描述】

【诊断】

【鉴别诊断】

病例 4-5

【临床病史】 患者，男性，11 岁。因"发热伴咳嗽 1 周"入院。体温最高 38.0℃，家属自行给予口服"阿奇霉素"治疗 2 天，血常规示白细胞 6.80×10^9/L，中性粒细胞 85.5%，淋巴细胞 9.7%，血红蛋白 146.0g/L，血小板 232.0×10^9/L。行胸部正侧位及胸部 CT 轴位平扫（图 4-5）。

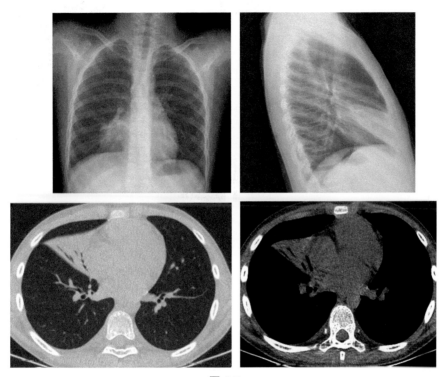

图 4-5

【影像学描述】

【诊断】

【鉴别诊断】

病例 4-6

【临床病史】 患者，男性，11 岁。因"发热 6 天，咳嗽 5 天"入院。体温 38.5℃，血常规示白细胞 $5.49×10^9/L$，中性粒细胞 57.3%，淋巴细胞 29.9%，血红蛋白 140.0g/L，血小板 $212.0×10^9/L$。行胸部正侧位及胸部 CT 轴位平扫（图 4-6）。

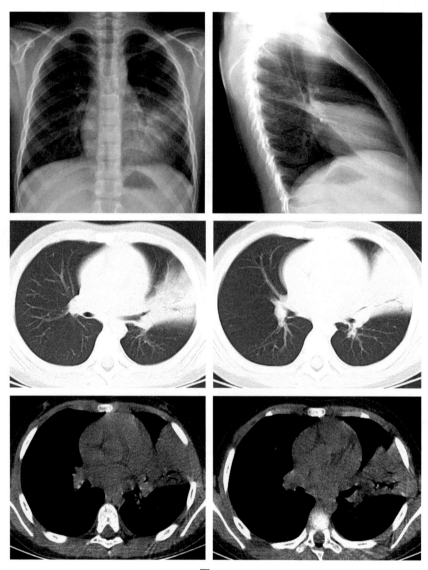

图 4-6

【影像学描述】

【诊断】

【鉴别诊断】

病例 4-7

【临床病史】 患者，女性，49 岁。因"咳嗽、气短伴左侧胸痛 6 天"入院。患者咳黑黄色黏痰，量多，易咳出。血常规：白细胞 22.05×10^9/L，中性粒细胞 88.1%，红细胞 4.61×10^{12}/L，血小板 436.0×10^9/L。行胸部 CT 轴位平扫（图 4-7）。

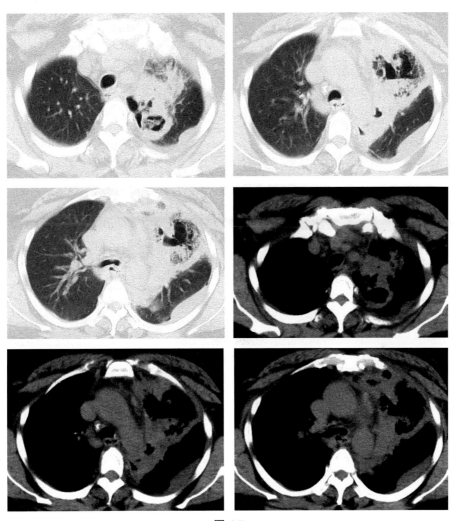

图 4-7

【影像学描述】

【诊断】

【鉴别诊断】

病例 4-8

【临床病史】 患者，男性，74岁。因"咳嗽、咳痰伴胸闷3个月，加重1个月"入院。患者在外院行胸部CT提示右上肺占位，为求进一步诊治收住我院，行胸部CT平扫及增强扫描（图4-8）。

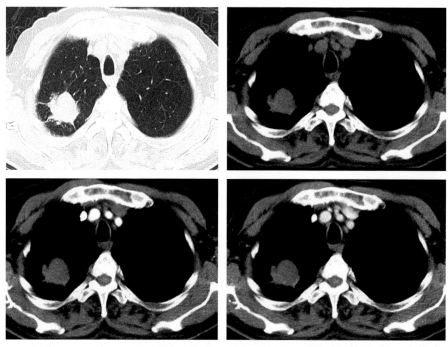

图 4-8

【影像学描述】

【诊断】

【鉴别诊断】

病例 4-9

【临床病史】 患者，女性，72 岁。因"间断咳嗽 20 年，活动后气短 3 年，乏力、纳差 20 天"入院。血常规示白细胞 5.66×10^9/L，中性粒细胞 77.9%，红细胞 3.33×10^{12}/L，血小板 159.0×10^9/L，行胸部 CT 轴位平扫（图 4-9）。

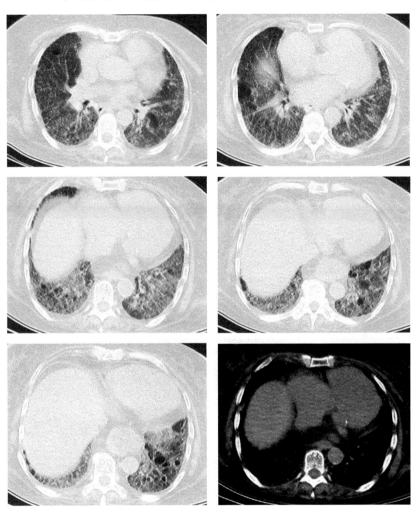

图 4-9

【影像学描述】

【诊断】

【鉴别诊断】

病例 4-10

【临床病史】 患者，女性，7 岁 9 个月。因"发热、咳嗽 10 天"入院。体温 38℃，血常规示白细胞 $7.25 \times 10^9/L$，中性粒细胞 74.6%，淋巴细胞 16.3%，血红蛋白 120g/L，血小板 $471 \times 10^9/L$。行胸部 CT 轴位平扫（图 4-10）。

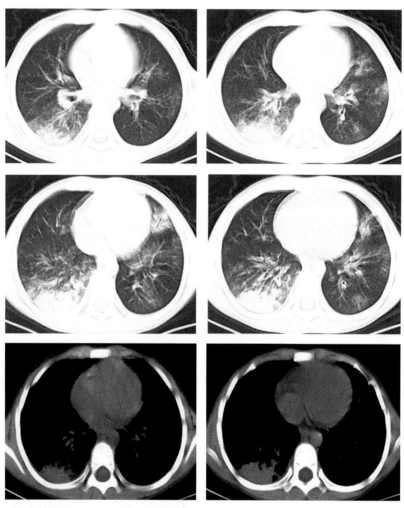

图 4-10

【影像学描述】

【诊断】

【鉴别诊断】

病例 4-11

【临床病史】　患者，女性，54岁。自述患肝包虫病、肺包虫病20余年，本次因胸痛就诊。未行实验室检查，行胸部CT轴位平扫（图4-11）。

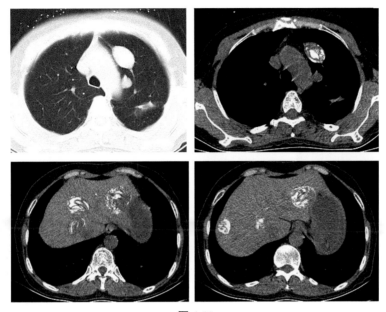

图 4-11

【影像学描述】

【诊断】

【鉴别诊断】

病例 4-12

【临床病史】 患者，男性，65 岁。因"直肠中分化腺癌根治术后 2 个月余，拟行第三周期化疗"入院。患者 30 年前患肺结核，行胸部 CT 轴位平扫（图 4-12）。

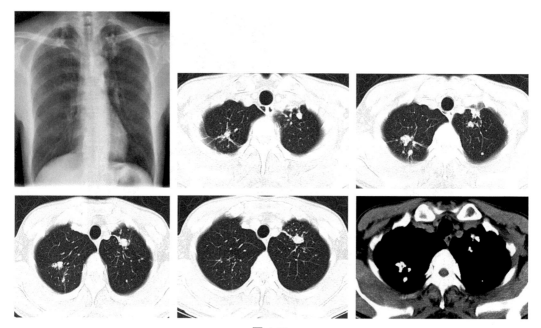

图 4-12

【影像学描述】

【诊断】

【鉴别诊断】

病例 4-13

【临床病史】 患者，女性，79岁。因肺部感染就诊于急诊科。血常规示白细胞 $6.16×10^9$/L，中性粒细胞 77.1%，淋巴细胞 13.8%，血红蛋白 122g/L，血小板 $181×10^9$/L。行胸部CT轴位平扫（图4-13）。

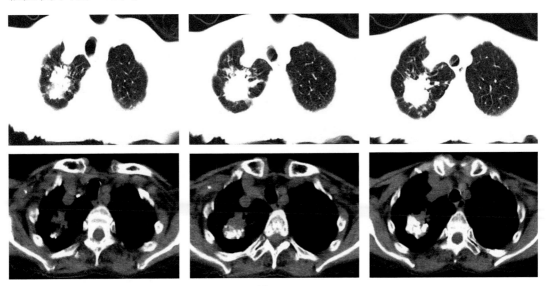

图 4-13

【影像学描述】

【诊断】

【鉴别诊断】

病例 4-14

【临床病史】 患者，男性，83 岁。因肺部感染就诊于急诊科。血常规示白细胞 $10.86×10^9$/L，中性粒细胞 76.1%，淋巴细胞 16.8%，血红蛋白 31g/L，血小板 $188×10^9$/L，行胸部 CT 轴位平扫（图 4-14）。

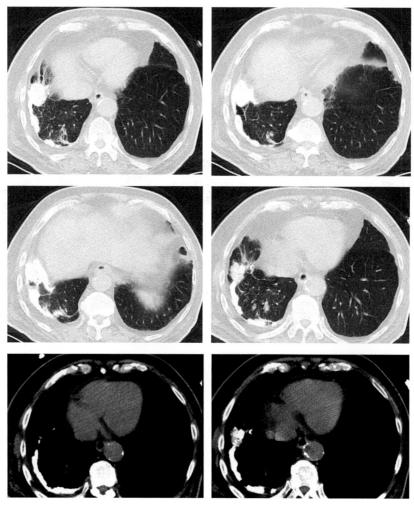

图 4-14

【影像学描述】

【诊断】

【鉴别诊断】

病例 4-15

【临床病史】 患者，女性，62岁。因"纳差，四肢无力1个月，加重伴恶心、呕吐5天"入院。血常规示白细胞 9.79×10^9/L，中性粒细胞 89.0%，淋巴细胞 5.9%，血红蛋白 68g/L，血小板 387×10^9/L，行胸部 CT 轴位平扫（图4-15）。

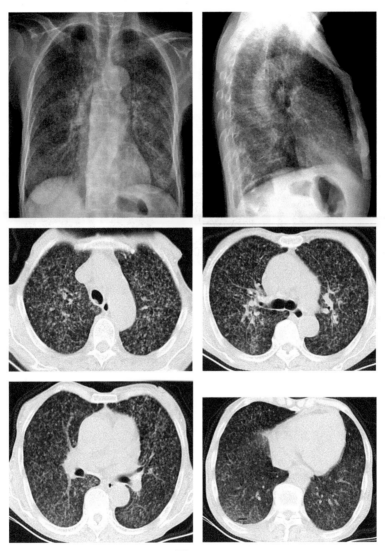

图 4-15

【影像学描述】

【诊断】

【鉴别诊断】

病例 4-16

【临床病史】 患者，男性，18岁。因"胸痛 13 天，发热 11 天，加重伴咳嗽 9 天"入院。血常规示白细胞 $10.11×10^9$/L，中性粒细胞 76.8%，生化全套示谷丙转氨酶 106U/L，尿酸 556.9μmol/L，C 反应蛋白 3.66mg/L，红细胞沉降率 16mm/h。外院胸部 CT 提示肺部感染，就诊我院，行胸部 CT 轴位平扫（图 4-16）。

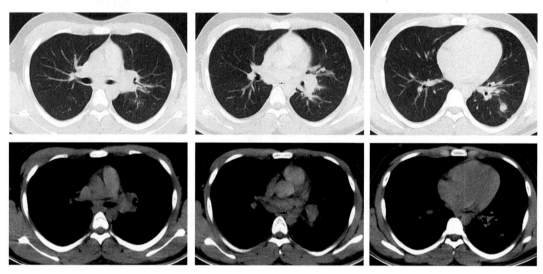

图 4-16

【影像学描述】

【诊断】

【鉴别诊断】

第三节 肺先天性及血管性病变

病例 4-17

【临床病史】 患者，女性，75 岁。因"突发头痛伴左侧肢体无力 2 天"入院，行颅脑 CT 示脑出血。患者右下肺闻及散在湿啰音，左下肺呼吸音低，常规行胸部 CT 轴位平扫及增强扫描（图 4-17）。

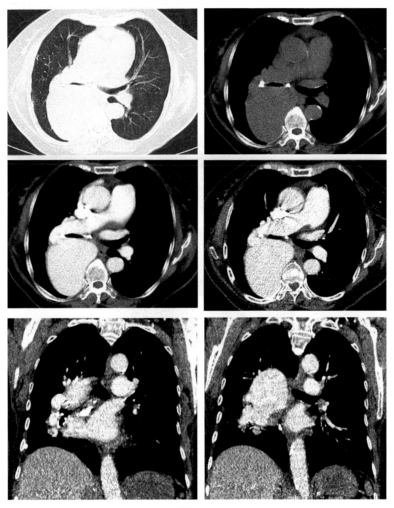

图 4-17

【影像学描述】

【诊断】

【鉴别诊断】

病例 4-18

【临床病史】 患者，男性，17 岁。因"咳嗽、咳痰 1 个月"入院。在当地医院行胸片提示肺部感染，抗感染治疗效果不佳，就诊我院行胸部 CT 增强检查（图 4-18）。血常规示白细胞 7.72×10⁹/L，中性粒细胞 59.7%，淋巴细胞 26.0%，血红蛋白 146g/L，血小板 312×10⁹/L。

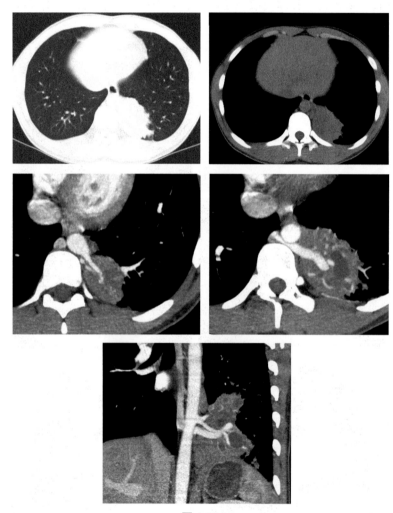

图 4-18

【影像学描述】

【诊断】

【鉴别诊断】

病例 4-19

【临床病史】　患者，女性，55 岁。因"发现右侧乳腺肿物 2 个月"入院。行右乳切除术后，血常规示白细胞 $4.53×10^9$/L，中性粒细胞 70.1%，淋巴细胞 28.7%，血红蛋白 121g/L，血小板 $67.0×10^9$/L，术后常规行肺动脉 CT 造影（CTPA）（图 4-19）。

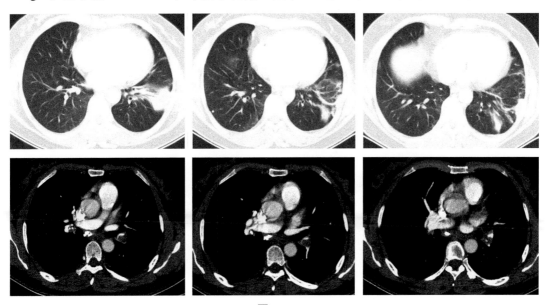

图 4-19

【影像学描述】

【诊断】

【鉴别诊断】

病例 4-20

【临床病史】 患者，女性，54 岁。患者突发晕厥意识不清，伴恶心、呕吐，为喷射性，呕吐物为胃内容物，伴大小便失禁，就诊于当地医院行颅脑 CT 示脑出血，故转至我院急诊科，行颅脑 CTA 提示前交通动脉瘤、蛛网膜下腔出血。血常规示白细胞 16.7×10^9/L，中性粒细胞 78.3%，淋巴细胞 15.2%，血红蛋白 154g/L，血小板 260×10^9/L，行胸部 CT 轴位平扫（图 4-20）。

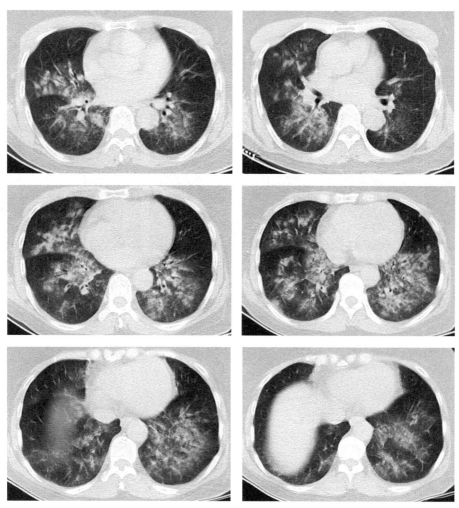

图 4-20

【影像学描述】

【诊断】

【鉴别诊断】

病例 4-21

【临床病史】 患者，女性，68 岁。因"间断气短 7 年余，加重伴咳嗽、咳痰 3 周"
入院。急诊查血常规示白细胞 $15.24×10^9/L$，中性粒细胞 84.6%，红细胞 $4.47×10^{12}/L$，
血红蛋白 142.0g/L，血小板 $201.0×10^9/L$，凝血全套 +D- 二聚体 2.330mg/L FEU，PTR 1.19，
脑钠肽 4130.00pg/ml。行肺动脉 CT 造影（CTPA）（图 4-21）。

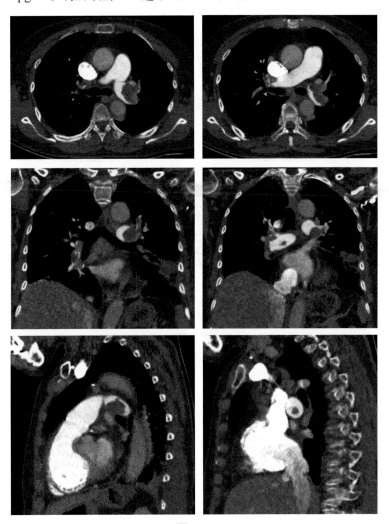

图 4-21

【影像学描述】

【诊断】

【鉴别诊断】

第四节 肺真菌病

病例 4-22

【临床病史】 患者，男性，49岁。临床提示肺曲霉菌病复查，行胸部CT轴位平扫（图 4-22），未行相关实验室检查。

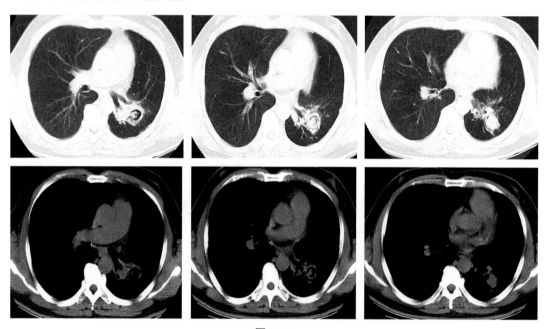

图 4-22

【影像学描述】

【诊断】

【鉴别诊断】

第五节 肺 肿 瘤

病例 4-23

【临床病史】 患者，女性，67岁。因"体检发现癌胚抗原较正常偏高，胸部CT发现结节"入院。行胸部CT平扫及增强扫描（图4-23）。

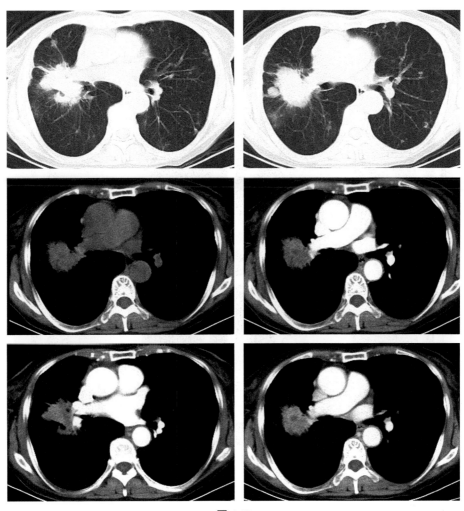

图 4-23

【影像学描述】

【诊断】

【鉴别诊断】

病例 4-24

【临床病史】 患者，男性，51 岁。因"胸闷、气短近 2 个月，确诊为左肺小细胞肺癌 7 天"入院。行胸部 CT 平扫及增强扫描（图 4-24）。

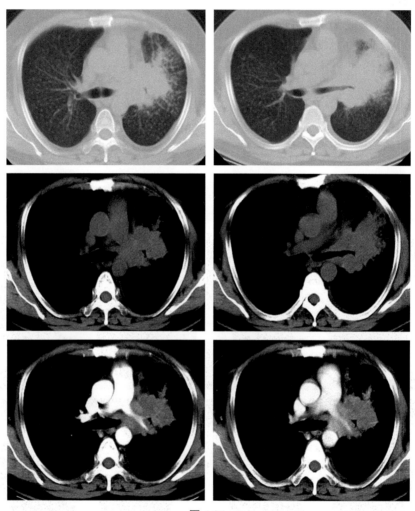

图 4-24

【影像学描述】

【诊断】

【鉴别诊断】

病例 4-25

【临床病史】 患者，男性，69 岁。自诉体检发现左肺占位，未重视及诊治，因受凉后咳嗽、咳痰、胸痛，为求进一步诊治，以左肺占位收住院，行胸部 CT 平扫及增强扫描（图 4-25）。

【影像学描述】

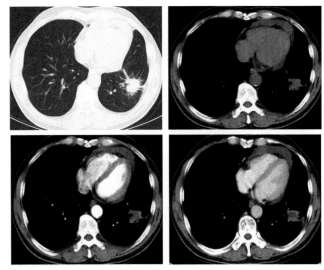

图 4-25

【诊断】

【鉴别诊断】

病例 4-26

【临床病史】 患者，女性，54 岁。因"间断性咳嗽 20 余天"入院。患者外院行胸部 CT 平扫提示左肺肿块，建议上级医院进一步检查，遂就诊于我院，行胸部 CT 平扫及增强扫描（图 4-26）。

【影像学描述】

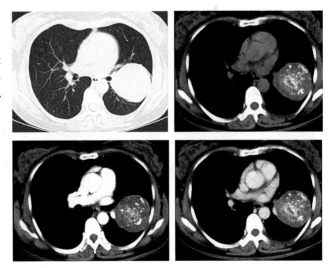

图 4-26

【诊断】

【鉴别诊断】

病例 4-27

【临床病史】 患者，男性，42 岁。因"慢性乙肝病史 7 年，确诊肝癌 5 年，右上腹疼痛 4 天"入院。行胸部 CT 轴位平扫（图 4-27）。

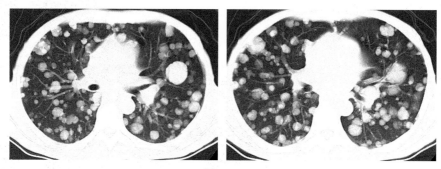

图 4-27

【影像学描述】

【诊断】

【鉴别诊断】

病例 4-28

【临床病史】 患者，女性，60 岁。因气短就诊于急诊科，行胸部 CT 轴位平扫（图 4-28）。急诊查血常规示白细胞 7.52×10^9/L，中性粒细胞 69.5%，红细胞 2.82×10^{12}/L，血红蛋白 47.0g/L，血小板 298.0×10^9/L。

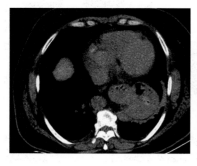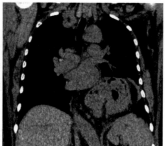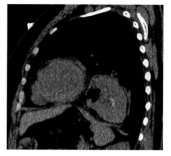

图 4-28

【影像学描述】

【诊断】

【鉴别诊断】

第六节 膈肌病变

病例 4-29

【临床病史】 患者，女性，57 岁。因"发现后纵隔肿瘤 4 天"入院，患者自述因腹部不适行上腹部 CT 发现左心房后方软组织密度灶，以后纵隔肿瘤就诊，行胸部 CT 平扫及增强扫描（图 4-29）。

【影像学描述】

【诊断】

【鉴别诊断】

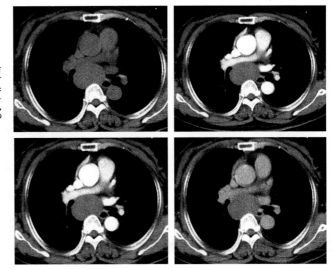

图 4-29

第七节 支气管病变

病例 4-30

【临床病史】 患者，女性，44 岁。门诊临床诊断为慢性阻塞性肺疾病，行胸部 CT 轴位平扫（图 4-30）。

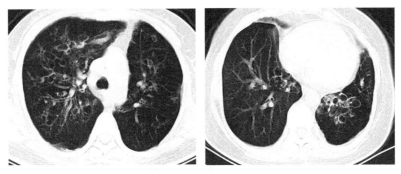

图 4-30

【影像学描述】

【诊断】

【鉴别诊断】

第八节　胸部外伤及胸膜病变

病例 4-31

【临床病史】　患者，女性，48 岁。因"车祸伤致意识不清 5 小时"入院，行胸部 CT 轴位平扫（图 4-31）。

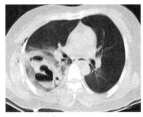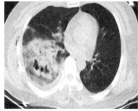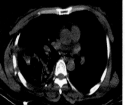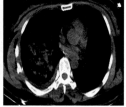

图 4-31

【影像学描述】

【诊断】

【鉴别诊断】

病例 4-32

【临床病史】　患者，男性，34 岁。因"胸部疼痛不适 3 天"入院。行胸部 CT 轴位平扫（图 4-32）。

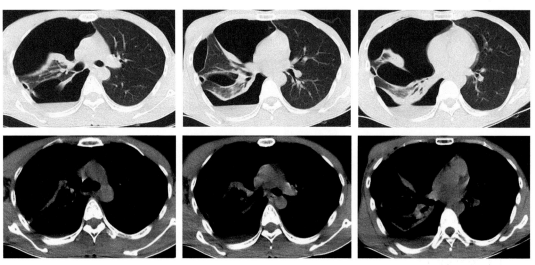

图 4-32

【影像学描述】

【诊断】

【鉴别诊断】

病例 4-33

【临床病史】 患者，男性，80 岁。因"间断胸闷、气短伴咳嗽、咳痰 4 年"入院。外院诊断慢性阻塞性肺疾病、肺部感染、陈旧性肺结核，症状反复，就诊于我院，行胸部 CT 轴位平扫（图 4-33）。

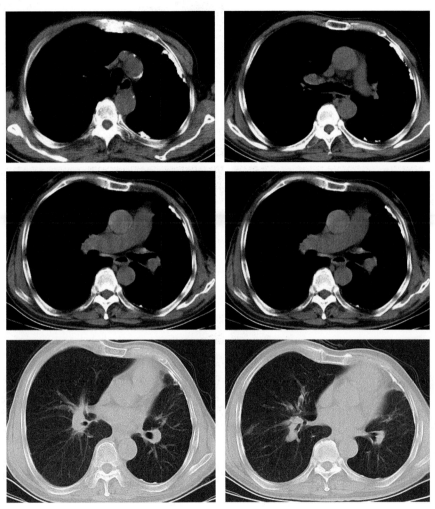

图 4-33

【影像学描述】

【诊断】

【鉴别诊断】

病例 4-34

【临床病史】 患者，女性，52 岁。因"发现双侧颈部肿物 30 余年"入院，行常规胸部 CT 平扫及增强扫描（图 4-34）。

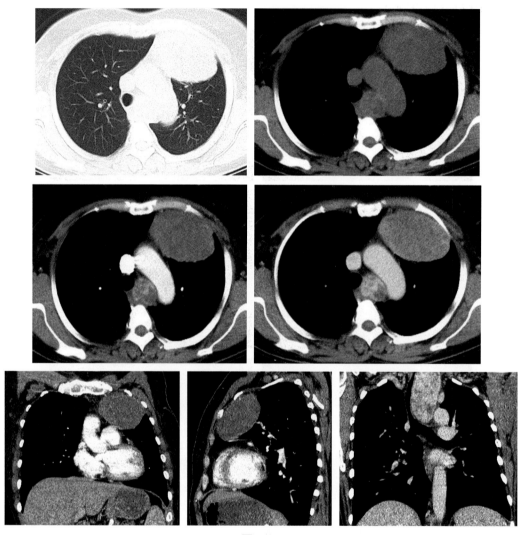

图 4-34

【影像学描述】

【诊断】

【鉴别诊断】

第九节 肺内原因不明的少见疾病

病例 4-35

【临床病史】 患者，女性，46 岁。因"乏力、纳差 2 个月余，咳嗽、气短 1 周"入院。血常规示白细胞 $5.68×10^9$/L，中性粒细胞 61.1%，中间细胞 10.6%，血小板 $431.0×10^9$/L，行胸部 CT 平扫及增强扫描（图 4-35）。

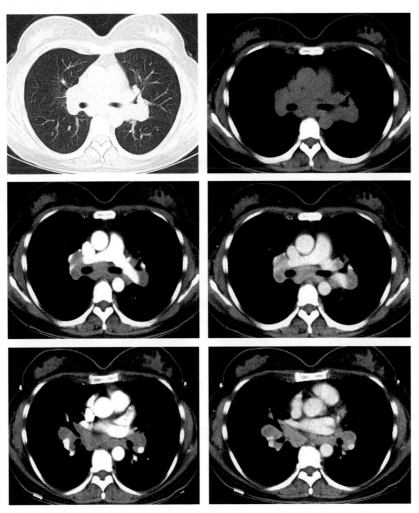

图 4-35

【影像学描述】

【诊断】

【鉴别诊断】

病例 4-36

【临床病史】 患者，男性，75 岁。因"发现双下肢间断水肿 10 年，加重 1 年余"入院，诊断肾病综合征，入院常规行胸部 CT 轴位平扫（图 4-36）。

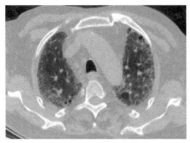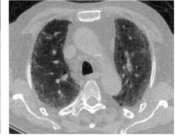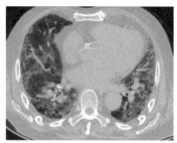

图 4-36

【影像学描述】

【诊断】

【鉴别诊断】

病例 4-37

【临床病史】 患者，女性，20 岁。"脉管炎"复查，实验室检查提示 C 抗中性粒细胞胞浆抗体（CANCA）阳性，行胸部 CT 轴位平扫（图 4-37）。

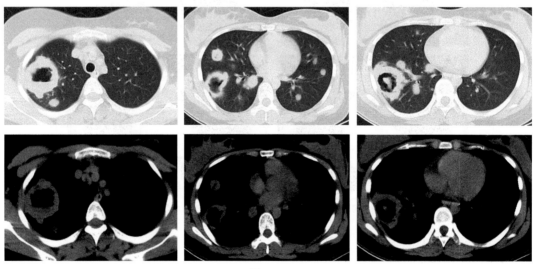

图 4-37

【影像学描述】

【诊断】

【鉴别诊断】

第十节　纵隔病变

病例 4-38

【临床病史】　患者，女性，25 岁。因"间断右侧胸部胀痛 2 年，加重伴咳嗽 5 天"入院。外院胸部 CT 提示前纵隔占位，就诊于我院，行胸部 CT 平扫及增强扫描（图 4-38）。

【影像学描述】

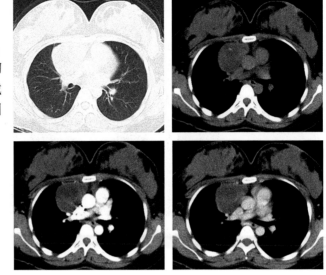

【诊断】

图 4-38

【鉴别诊断】

病例 4-39

【临床病史】　患者，女性，33 岁。因"间断右下胸部疼痛伴气短 1 年余，加重 1 个月"入院。外院 CT 提示右下肺占位，为求进一步诊治，就诊我院，行胸部 CT 平扫及增强扫描（图 4-39）。

【影像学描述】

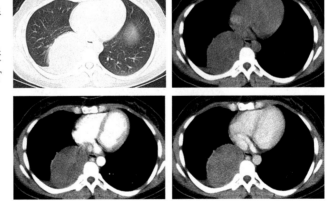

【诊断】

图 4-39

【鉴别诊断】

病例 4-40

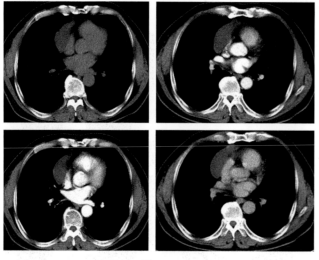

图 4-40

【临床病史】 患者，男性，67 岁。常规体检发现右前上纵隔囊性占位，为求进一步诊治，以"右前上纵隔肿物"收住院，行胸部 CT 平扫及增强扫描（图 4-40）。

【影像学描述】

【诊断】

【鉴别诊断】

病例 4-41

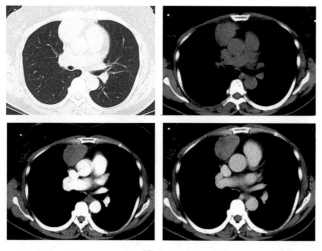

图 4-41

【临床病史】 患者，女性，51 岁。因体检胸片发现右肺门区高密度影，胸部 CT 提示右前纵隔肿块影，以"右前纵隔占位"收住我院，行胸部 CT 平扫及增强扫描（图 4-41）。

【影像学描述】

【诊断】

【鉴别诊断】

第五章　循环系统

第一节　心脏、大血管正常影像学表现

病例 5-1

【临床病史】　患者，女性，34 岁。因"胸痛 3 天"来我院就诊。行胸部正侧位片检查（图 5-1）。实验室检查未见异常。

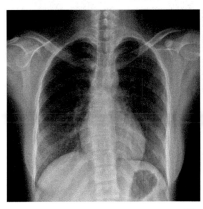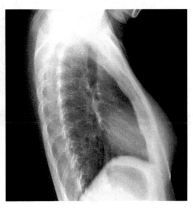

图 5-1

【影像学描述】

【诊断】

【鉴别诊断】

病例 5-2

【临床病史】 患者，女性，30 岁。因"咳嗽、咳痰 1 周"来我院就诊。行胸部 CT 轴位平扫检查（图 5-2）。实验室检查未见异常。

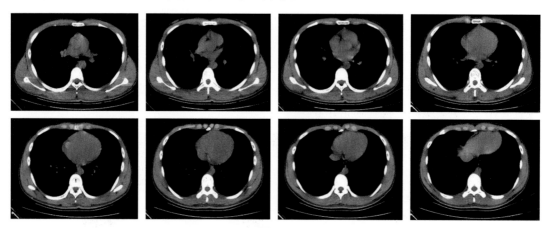

图 5-2

【影像学描述】

【诊断】

【鉴别诊断】

病例 5-3

【临床病史】 患者，男性，45 岁。因"心前区不适 1 个月"来我院就诊。行心脏 MRI 检查（图 5-3）。实验室检查未见异常。

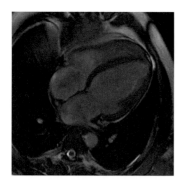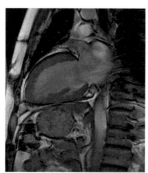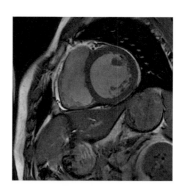

图 5-3

【影像学描述】

【诊断】

【鉴别诊断】

第二节　后天性心脏病

病例 5-4

【临床病史】　患者，女性，62 岁。因"发作性胸闷伴气短 1 年，加重 1 个月"入院。既往史有高血压病史 4 年，最高 160/80mmHg。实验室检查：血常规及生化常规未见异常。胸部 X 线检查如图 5-4 所示。

【影像学描述】

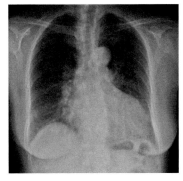

图 5-4

【诊断】

【鉴别诊断】

病例 5-5

【临床病史】　患者，男性，64 岁。因"咳嗽、咳痰、气短、喘息 3 年，加重伴双下肢浮肿半月"入院。既往史：否认有高血压、冠心病、糖尿病病史。实验室检查：血常规及生化常规未见异常。胸部 X 线检验如图 5-5 所示。

【影像学描述】

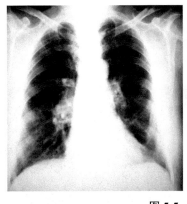
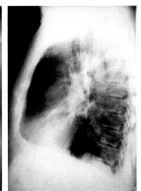

图 5-5

【诊断】

【鉴别诊断】

病例 5-6

【临床病史】 患者，女性，48 岁。因"活动后气短 4 年余，加重伴胸闷、咳嗽半个月"入院。实验室检查：血常规及生化常规未见异常。胸部 X 线检查如图 5-6 所示。

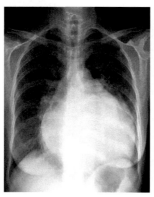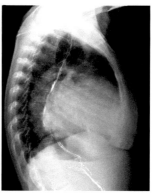

图 5-6

【影像学描述】

【诊断】

【鉴别诊断】

病例 5-7

【临床病史】 患者，女性，56 岁。因"劳累后胸痛 5 年，加重 1 个月"来我院就诊。糖尿病 4 年，高血压 10 年。心电图提示：窦性心律，见 ST-T 改变。行冠状动脉 CTA 检查（图 5-7）。实验室检查提示高脂血症。

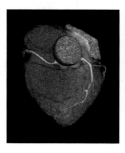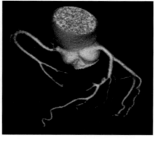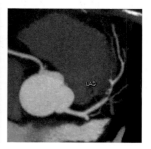

图 5-7

【影像学描述】

【诊断】

【鉴别诊断】

病例 5-8

【临床病史】 患者，男性，53 岁。因"反复活动后胸闷、气短 18 年，夜间阵发性呼吸困难、双下肢浮肿 3 年，加重 1 个月余"入院。无高血压、糖尿病病史。实验室检查：血常规及生化常规未见异常。影像学检查如图 5-8 所示。

【影像学描述】

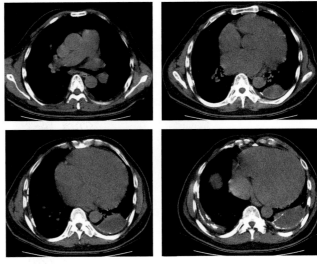

【诊断】

图 5-8

【鉴别诊断】

病例 5-9

【临床病史】 患者，男性，60 岁。因"反复发作性晕厥 7 年，加重伴胸痛、气短半年"入院。发现血压升高 6 余年，未规律口服降压药物及监测血压，血压控制不详；否认有冠心病、糖尿病病史。实验室检查：血常规及生化常规未见异常。影像学检查如图 5-9 所示。

【影像学描述】

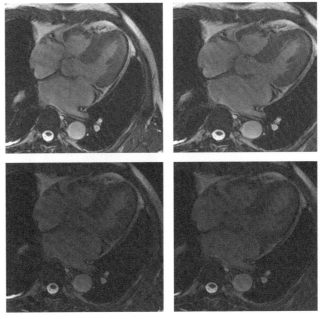

【诊断】

图 5-9

【鉴别诊断】

第三节 先天性心脏病

病例 5-10

【临床病史】 患者，男性，35 岁。因"体检发现心脏杂音 5 个月余，活动后口唇发绀 30 余年"入院。实验室检查：血常规及生化常规未见异常。胸部 X 线检查如图 5-10 所示。

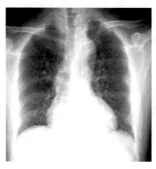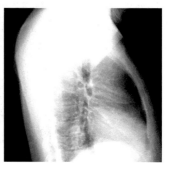

图 5-10

【影像学描述】

【诊断】

【鉴别诊断】

病例 5-11

【临床病史】 患者，男性，47 岁。自诉 1 年前行走时无明显诱因出现头晕、气短、心悸，此后头晕、气短等症状反复发作。实验室检查：血常规及生化常规未见异常。胸部 X 线检查如图 5-11 所示。

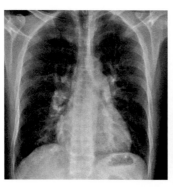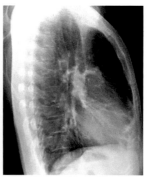

图 5-11

【影像学描述】

【诊断】

【鉴别诊断】

病例 5-12

【临床病史】 患者，男性，3 岁。因"自幼发现心脏杂音"入院。实验室检查：血常规及生化常规未见异常。胸部 X 线检查如图 5-12 所示。

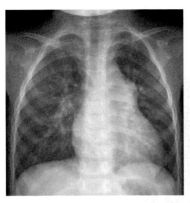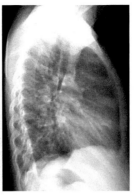

图 5-12

【影像学描述】

【诊断】

【鉴别诊断】

病例 5-13

【临床病史】 患者，女性，4 岁。因发现"心脏杂音 2 周"入院。实验室检查：血常规及生化常规未见异常。胸部 X 线检查如图 5-13 所示。

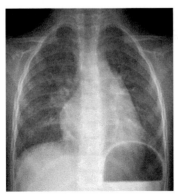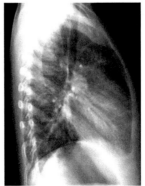

图 5-13

【影像学描述】

【诊断】

【鉴别诊断】

第四节　大血管病变

病例 5-14

【临床病史】　患者，男性，77 岁。因"右下肢疼痛，冰凉 20 小时"来我院就诊。糖尿病病史 21 年，行腹主动脉＋髂动脉＋股动脉＋腘动脉＋胫腓动脉三维重建检查（图 5-14）。血常规及生化常规未见异常。

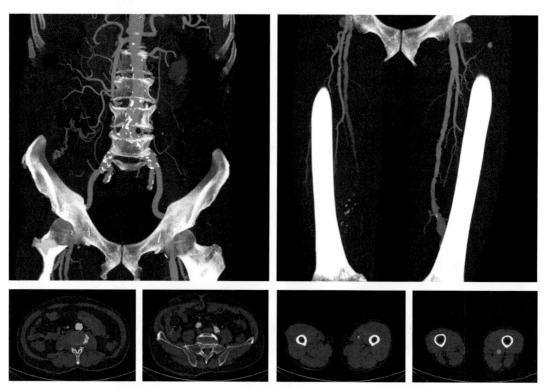

图 5-14

【影像学描述】

【诊断】

【鉴别诊断】

病例 5-15

【临床病史】 患者，男性，53岁。因"左下肢疼痛20余天，加重3天"来我院就诊。行下腔静脉＋髂外静脉＋股静脉＋腘静脉三维重建（图5-15）。实验室检查：D-二聚体增高。

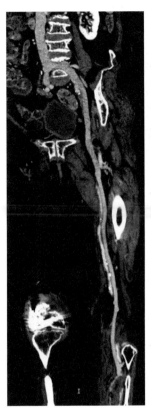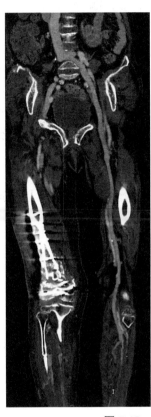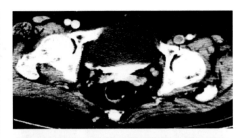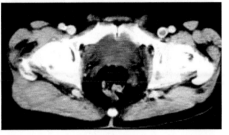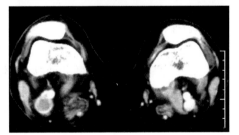

图 5-15

【影像学描述】

【诊断】

【鉴别诊断】

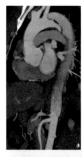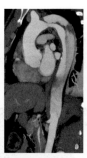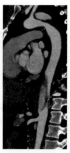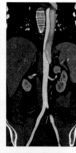

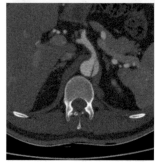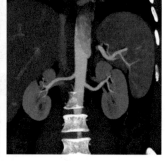

图 5-16

病例 5-16

【临床病史】 患者，男性，39 岁。因"胸痛 1 年余，加重 1 天"来我院就诊。急诊冠状动脉造影示：前降支中段肌桥，收缩期狭窄 30%。以"心肌桥、高血压病"收住心内科，随后行胸主动脉＋腹主动脉＋髂动脉三维重建检查（图 5-16）。实验室检查：血常规及生化常规未见异常。

【影像学描述】

【诊断】

【鉴别诊断】

病例 5-17

【临床病史】 患者，男性，37 岁。因"腹痛 10 余小时，加重 3 小时"来我院就诊。急诊行胸主动脉＋腹主动脉＋髂动脉三维重建检查（图 5-17）。血常规及生化常规未见异常。

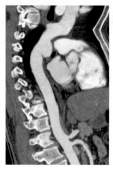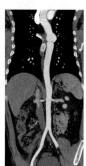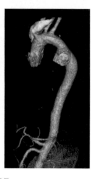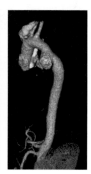

图 5-17

【影像学描述】

【诊断】

【鉴别诊断】

第五节 先天性心脏、大血管位置和连接异常

病例 5-18

【临床病史】 患者，女性，56岁。因"双手中指、无名指麻木伴酸胀不适半月余"来我院就诊。入院后行胸部正侧位片常规检查发现异常，后再行胸部 CT 轴位平扫检查（图 5-18）。血常规及生化常规未见异常。

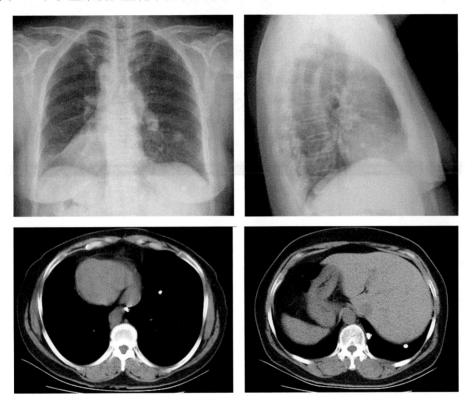

图 5-18

【影像学描述】

【诊断】

【鉴别诊断】

病例 5-19

【临床病史】　患者，男性，50 岁。因"胸闷、气短 1 周"来我院就诊。行胸部 CT 轴位平扫检查（图 5-19）。实验室检查未见明显异常。

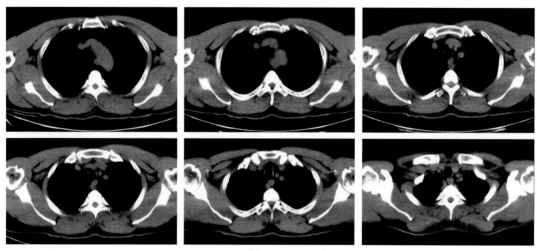

图 5-19

【影像学描述】

【诊断】

【鉴别诊断】

病例 5-20

【临床病史】　患者，女性，29 岁。因"胸痛 3 天"来我院就诊。行胸部正侧位片检查（图 5-20）。实验室检查未见异常。

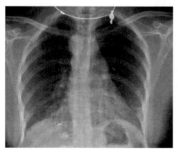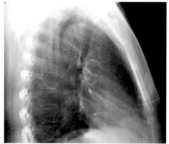

图 5-20

【影像学描述】

【诊断】

【鉴别诊断】

第六节　心包疾病

病例 5-21

【临床病史】　患者，女性，65 岁。因"胸闷、乏力 3 个月"来我院就诊。行胸部 CT 轴位平扫检查（图 5-21）。实验室检查未见明显异常。

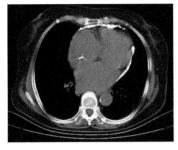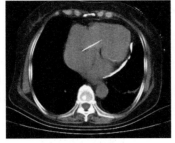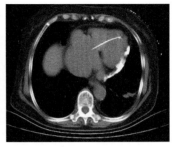

图 5-21

【影像学描述】

【诊断】

【鉴别诊断】

病例 5-22

【临床病史】　患者，男性，72 岁。因"胆囊切除术后 20 天，腹痛伴发热 4 天"来我院就诊。行胸部 CT 轴位平扫＋增强检查（图 5-22）。血常规示白细胞 $17.23 \times 10^9/L$，中性粒细胞 89.4%。

【影像学描述】

【诊断】

【鉴别诊断】

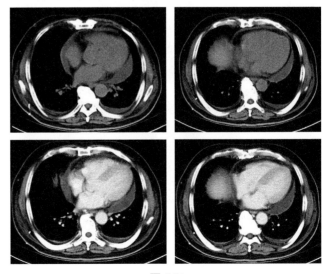

图 5-22

第六章 消化系统

第一节 消化道

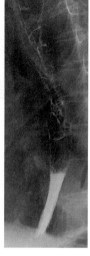

图 6-1

病例 6-1

【临床病史】 患者，男性，64岁。因"进食哽噎3个月余"来我院就诊，行上消化道造影检查（图6-1）。实验室检查：血常规、生化常规未见明显异常。CEA（癌胚抗原）8.52ng/ml。

【影像学描述】

【诊断】

【鉴别诊断】

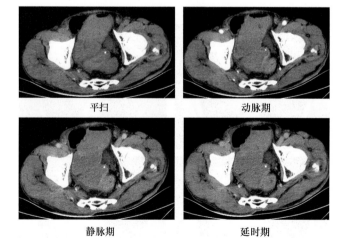

平扫　　　　　　动脉期

静脉期　　　　　　延时期

图 6-2

病例 6-2

【临床病史】 患者，男性，78岁。因"腹胀、腹痛3天"来我院就诊，行全腹CT平扫和增强扫描检查（图6-2）。实验室检查：血常规示白细胞$4.91×10^9$/L，中性粒细胞$3.71×10^9$/L。癌胚抗原（CEA）20.56ng/ml，CA125 7.25U/ml，CA19-9 11.98U/ml。

【影像学描述】

【诊断】

【鉴别诊断】

病例 6-3

【临床病史】 患者，男性，61 岁。因"发现右下腹包块伴腹痛 1 周"来我院就诊，行全腹 CT 平扫和增强扫描检查（图 6-3）。实验室检查：血常规未见异常，生化常规示总蛋白 58.5g/L，白蛋白 38.5g/L，CEA 6.18ng/ml，CA125 16.94U/ml，CA19-9 25.31U/ml。

【影像学描述】

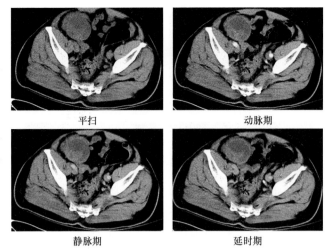

平扫　　　　　动脉期

静脉期　　　　　延时期

图 6-3

【诊断】

【鉴别诊断】

病例 6-4

【临床病史】 患者，男性，63 岁。因"上腹疼痛不适 6 个月余"来我院就诊，行全腹 CT 平扫和增强扫描检查（图 6-4）。实验室检查：生化常规示总蛋白 61g/L，白蛋白 33.7g/L。CEA 1.94ng/ml，CA19-9 55.08U/ml。

【影像学描述】

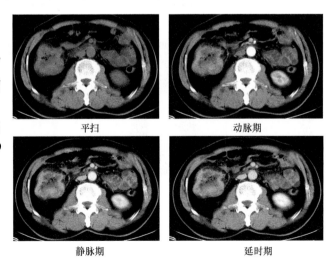

平扫　　　　　动脉期

静脉期　　　　　延时期

图 6-4

【诊断】

【鉴别诊断】

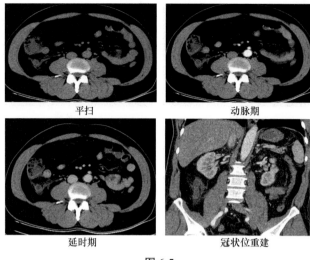

平扫　　　　　　　　动脉期

延时期　　　　　　　冠状位重建

图 6-5

病例 6-5

【临床病史】　患者，男性，51 岁。因"腹痛伴恶心、呕吐 1 天"来我院就诊，行全腹 CT 平扫和增强扫描检查（图6-5）。实验室检查：血常规示白细胞 $13.67×10^9$/L，中性粒细胞 $12.59×10^9$/L，血红蛋白 147g/L。生化常规示淀粉酶 30U/L。

【影像学描述】

【诊断】

【鉴别诊断】

病例 6-6

【临床病史】　患者，女性，23 岁。因"发现胃息肉拟行肠镜检查"来我院就诊，行全腹 CT 平扫和增强扫描检查（图 6-6）。实验室检查：血常规示红细胞 $5.02×10^{12}$/L，血小板 $351×10^9$/L，血红蛋白 94g/L。生化常规示球蛋白 19.1g/L，白蛋白 46.7g/L。CEA 0.73ng/L，CA125 17.01U/L。

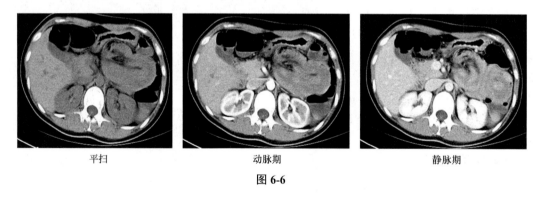

平扫　　　　　　　　动脉期　　　　　　　　静脉期

图 6-6

【影像学描述】

【诊断】

【鉴别诊断】

病例 6-7

【临床病史】 患者，男性，75岁。因"间断便血2年余，加重6天"来我院就诊，行全腹CT平扫和增强扫描检查（图6-7）。实验室检查：血常规示血红蛋白190g/L。甲胎蛋白（AFP）2.28ng/ml，CEA 3.13ng/ml，CA125 4.12U/ml，CA19-9 45.71U/ml，CA153 5.16U/ml。

【影像学描述】

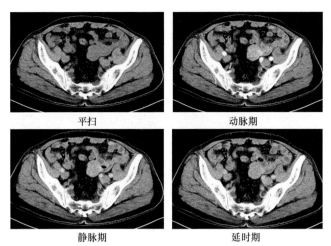

平扫　　　　　　　　动脉期

静脉期　　　　　　　　延时期

图 6-7

【诊断】

【鉴别诊断】

病例 6-8

【临床病史】 患者，女性，65岁。因"体检发现乙状结肠占位4个月"来我院就诊，行全腹CT平扫+增强扫描检查（图6-8）。实验室检查：血常规示血红蛋白112g/L，便常规未见异常，CEA 92.14ng/ml。

【影像学描述】

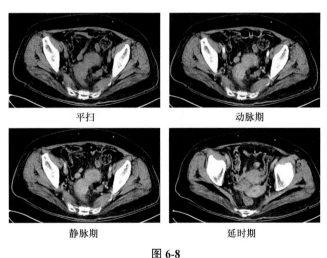

平扫　　　　　　　　动脉期

静脉期　　　　　　　　延时期

图 6-8

【诊断】

【鉴别诊断】

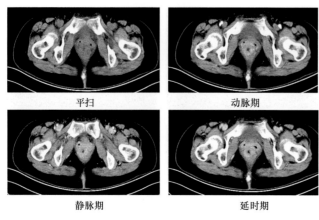

平扫　　　　　　动脉期

静脉期　　　　　　延时期

图 6-9

病例 6-9

【临床病史】　患者，女性，48岁。因"肛门坠胀伴便血20余天"来我院就诊，行全腹 CT 平扫和增强扫描检查（图 6-9）。实验室检查：血常规及生化常规未见异常，CEA 1.94ng/ml，CA125 13.29U/ml，CA199 9.1U/ml。

【影像学描述】

【诊断】

【鉴别诊断】

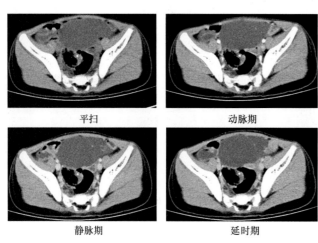

平扫　　　　　　动脉期

静脉期　　　　　　延时期

图 6-10

病例 6-10

【临床病史】　患者，女性。5岁。因"间断腹痛 3 个月余"来我院就诊，行全腹部 CT 平扫和增强扫描检查（图6-10）。实验室检查：血小板 433×10⁹/L。生化常规示谷草转氨酶（AST）276.7U/L，谷丙转氨酶（ALT）459.2U/L。肝炎、病毒系列未见异常。

【影像学描述】

【诊断】

【鉴别诊断】

病例 6-11

【临床病史】　患者，男性，61岁。因"突发腹痛10小时"来我院急诊就诊，行全腹CT平扫和增强扫描检查（图6-11）。实验室检查：血常规示白细胞13.55×10^9/L，中性粒细胞12.66×10^9/L，中性粒细胞相对值93.4%。生化常规示AST 95.6U/L，肌酸激酶222.8U/L，淀粉酶111.2U/L。

【影像学描述】

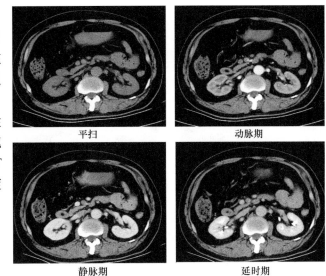

平扫　　　　　动脉期

静脉期　　　　延时期

图 6-11

【诊断】

【鉴别诊断】

病例 6-12

【临床病史】　患者，男性，61岁。因"左下腹腹痛20余天"来我院就诊，行全腹部CT平扫和增强扫描检查（图6-12）。实验室检查：血常规及生化常规未见明显异常。CEA 1.58ng/ml，CA125 13.06U/ml，CA19-9 6.81U/ml。

【影像学描述】

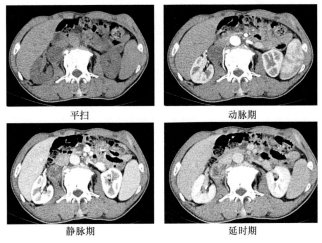

平扫　　　　　动脉期

静脉期　　　　延时期

图 6-12

【诊断】

【鉴别诊断】

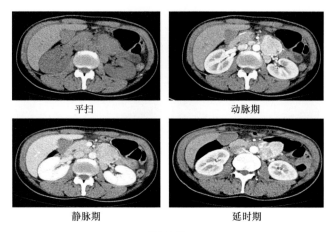

平扫　　　　　　　动脉期

静脉期　　　　　　延时期

图 6-13

病例 6-13

【临床病史】　患者，女性，45 岁。因"间断腹部胀痛 2 个月，加重 5 天"来我院就诊，行全腹部 CT 平扫和增强扫描检查（图 6-13）。实验室检查：血红蛋白 96g/L，血小板 426×10^9/L。生化常规示尿素 1.08mmol/L，肌酐 28.4Umol/L，Ca^{2+}2.1mmol/L。CEA 1.89ng/ml，CA125 22.1U/ml，CA19-9 6.47U/ml。

【影像学描述】

【诊断】

【鉴别诊断】

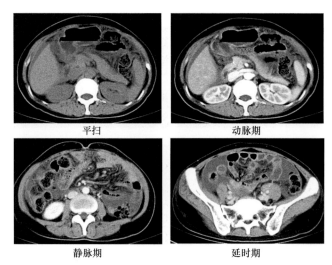

平扫　　　　　　　动脉期

静脉期　　　　　　延时期

图 6-14

病例 6-14

【临床病史】　患者，女性，50 岁。因"腹胀 1 个月，加重半个月"来我院就诊，行全腹 CT 平扫和增强扫描检查（图 6-14）。实验室检查：血常规示白细胞 2.71×10^9/L，红细胞 3.66×10^{12}/L，血红蛋白 97g/L。AFP 2.28ng/ml，腹水 CA125 687.1U/ml，浆膜腔积液常规提示蛋白定性阳性。

【影像学描述】

【诊断】

【鉴别诊断】

病例 6-15

【临床病史】 患者，男性，54岁。因"上腹部不适3年余，乏力半个月"来我院就诊，行全腹部CT平扫和增强扫描检查（图6-15）。实验室检查：白细胞 9.75×10^9/L，红细胞 4.08×10^{12}/L，血红蛋白135g/L，血小板 224×10^9/L。总胆红素 32.93μmol/L，直接胆红素 10.11μmol/L。

【影像学描述】

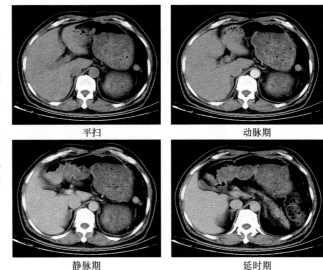

平扫　　　　　动脉期

静脉期　　　　　延时期

图 6-15

【诊断】

【鉴别诊断】

病例 6-16

【临床病史】 患者，男性，51岁。因"上腹胀痛4个月余，加重7天"来我院就诊，行胃CT平扫和增强扫描检查（图6-16）。实验室检查：血常规示红细胞 2.91×10^{12}/L，血红蛋白94g/L，CEA 1.88ng/ml，CA19-9 2.28U/ml，CA125 4.05U/ml。

【影像学描述】

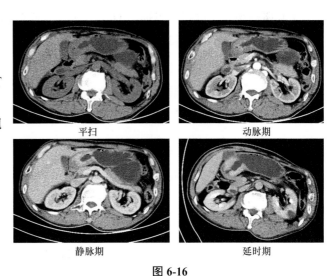

平扫　　　　　动脉期

静脉期　　　　　延时期

图 6-16

【诊断】

【鉴别诊断】

病例 6-17

【临床病史】　患者，男性，57 岁。因"上腹胀痛 6 个月余，加重 7 天"来我院就诊，行上消化道造影检查（图 6-17）。实验室检查：血常规示红细胞 $2.41×10^{12}$/L，血红蛋白 84g/L，CEA 6.8ng/ml，CA19-9 10.28U/ml，CA125 8.45U/ml。

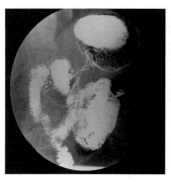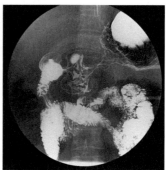

图 6-17

【影像学描述】

【诊断】

【鉴别诊断】

病例 6-18

【临床病史】　患者，男性，43 岁。因"上腹胀痛 2 年余"来我院就诊，行上消化道造影检查（图 6-18）。实验室检查未见异常。

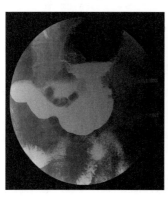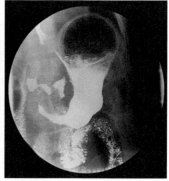

图 6-18

【影像学描述】

【诊断】

【鉴别诊断】

第二节 胆囊及胆道

病例 6-19

【临床病史】 患者，男性，68 岁。因"右上腹痛 1 个月伴皮肤、巩膜黄染 10 天"来我院就诊，行全腹部 CT 平扫＋增强扫描检查（图 6-19）。实验室检查：CEA 3.31ng/ml，CA19-9 251.5U/ml。 总胆红素 357.1μmol/L，结合胆红素 228.7μmol/L，非结合胆红素 48.5μmol/L。

【影像学描述】

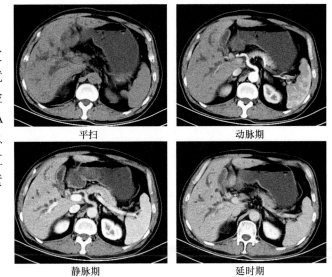

平扫　　　　　　　　动脉期

静脉期　　　　　　　延时期

图 6-19

【诊断】

【鉴别诊断】

病例 6-20

【临床病史】 患者，女性，42 岁。因"黄疸原因待查"来我院就诊，行全腹部 CT 平扫和增强扫描检查（图 6-20）。实验室检查：总胆红素 382.45μmol/L，直接结合胆红素 219.16μmol/L，间接胆红素 163.3μmol/L，AFP 4.29ng/L，CEA 39.02ng/ml，CA19-9 1000U/ml。

【影像学描述】

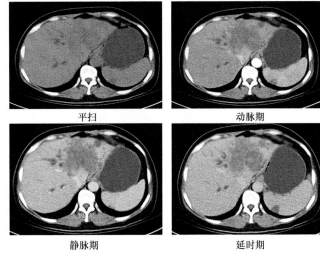

平扫　　　　　　　　动脉期

静脉期　　　　　　　延时期

图 6-20

【诊断】

【鉴别诊断】

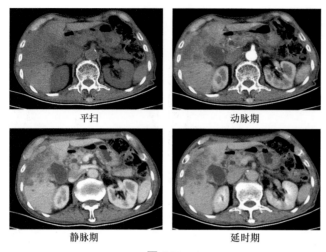

平扫　　　　　　　　动脉期

静脉期　　　　　　　　延时期

图 6-21

【鉴别诊断】

病例 6-21

【临床病史】 患者，男性，83 岁。因"急性腹痛"来我院急诊就诊，行全腹部 CT 平扫和增强扫描检查（图 6-21）。实验室检查：AFP 13.99ng/L，CEA 70.05ng/ml，CA125 1248U/ml，CA19-9 1000U/ml。

【影像学描述】

【诊断】

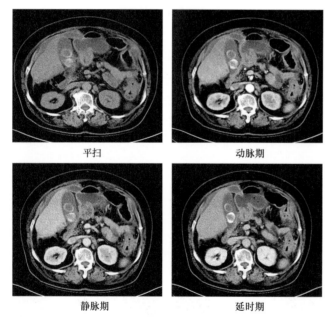

平扫　　　　　　　　动脉期

静脉期　　　　　　　　延时期

图 6-22

【鉴别诊断】

病例 6-22

【临床病史】 患者，女性，67 岁。因"间断腹痛"来我院门诊就诊，行全腹部 CT 平扫和增强扫描检查（图 6-22）。实验室检查：白细胞 $20.97×10^9$/L，中性粒细胞 $15×10^9$/L，γ- 谷氨酰基转移酶 59.7U/L，α- 羟丁酸脱氢酶 1008U/L。

【影像学描述】

【诊断】

病例 6-23

【临床病史】 患者，男性，71 岁。因"结肠占位"来我院住院，行上腹部 CT 平扫和增强扫描检查（图 6-23）。实验室检查：红细胞 $3.89\times10^{12}/L$，血红蛋白 123g/L，血小板 $544\times10^{9}/L$。生化常规示总蛋白 54.3g/L，白蛋白 33.1g/L。

【影像学描述】

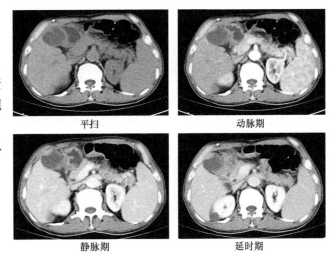

平扫　　　　　　　动脉期

静脉期　　　　　　延时期

图 6-23

【诊断】

【鉴别诊断】

病例 6-24

【临床病史】 患者，女性，60 岁。因"间断右上腹痛 3 天"来我院就诊，行全腹部 CT 平扫和增强扫描检查（图 6-24）。实验室检查：白细胞 $3.77\times10^{9}/L$，中性粒细胞 $2.24\times10^{9}/L$，血小板 $57\times10^{9}/L$，总胆红素 94.1μmol/L，结合胆红素 29.4μmol/L。

【影像学描述】

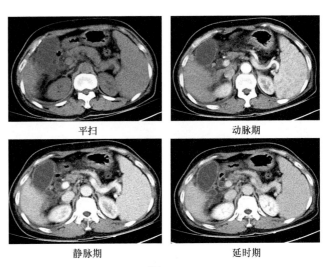

平扫　　　　　　　动脉期

静脉期　　　　　　延时期

图 6-24

【诊断】

【鉴别诊断】

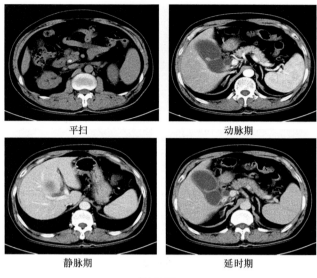

平扫　　　　　　　　　　动脉期

静脉期　　　　　　　　　　延时期

图 6-25

病例 6-25

【临床病史】　患者，男性，73 岁。因"间断腹痛 3 年，加重 3 天"来我院就诊，行全腹部 CT 平扫和增强扫描检查（图 6-25）。实验室检查：总胆红素 171.8μmol/L，结合胆红素 52μmol/L，AST13.6U/L。

【影像学描述】

【诊断】

【鉴别诊断】

第三节　肝　　脏

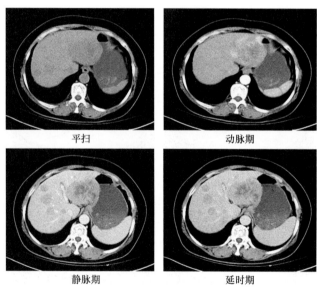

平扫　　　　　　　　　　动脉期

静脉期　　　　　　　　　　延时期

图 6-26

病例 6-26

【临床病史】　患者，男性，27 岁。因"体检发现肝占位 10 天"来我院就诊，行全腹部 CT 平扫 + 增强扫描检查（图 6-26）。实验室检查：白细胞 5.48×10^9/L，AFP 126.1ng/L，CA19-9 45.12U/ml。

【影像学描述】

【诊断】

【鉴别诊断】

病例 6-27

【临床病史】 患者，男性，54岁。因"上腹部不适3年余，乏力半个月"来我院就诊，行全腹部CT平扫和增强扫描检查（图6-27）。实验室检查：白细胞1.5×10^9/L，血红蛋白97g/L，血小板（PLT）52×10^9/L，AFP 0.772ng/L。

【影像学描述】

【诊断】

【鉴别诊断】

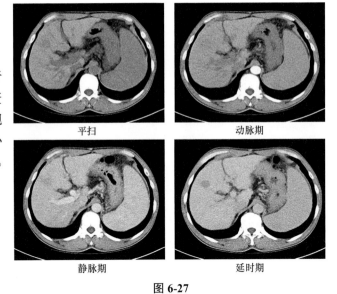

平扫　　　　　　　　　动脉期

静脉期　　　　　　　　　延时期

图 6-27

病例 6-28

【临床病史】 患者，男性，54岁。因"上腹部胀痛不适15天"来我院就诊，行全腹部CT平扫和增强扫描检查（图6-28）。实验室检查：PLT 109×10^9/L。AST 80.2U/L，ALT 214.1U/L，AFP 357ng/L。

【影像学描述】

【诊断】

【鉴别诊断】

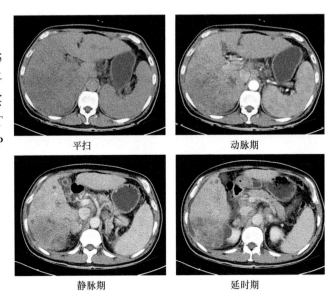

平扫　　　　　　　　　动脉期

静脉期　　　　　　　　　延时期

图 6-28

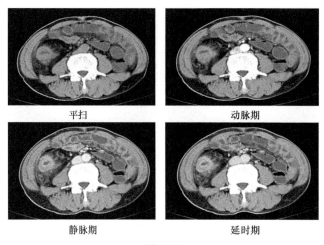

平扫　　　　　动脉期

静脉期　　　　延时期

图 6-29

病例 6-29

【临床病史】　患者，男性，64 岁。因"间断便血 3 天"来我院就诊，行全腹部 CT 平扫和增强扫描检查（图 6-29）。实验室检查：甲胎蛋白 1210ng/L，总胆红素 171.8μmol/L，结合胆红素 51μmol/L。

【影像学描述】

【诊断】

【鉴别诊断】

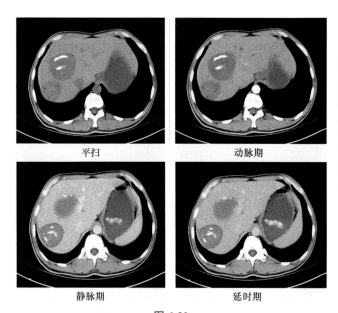

平扫　　　　　动脉期

静脉期　　　　延时期

图 6-30

病例 6-30

【临床病史】　患者，男性，30 岁。因"间断性腹痛 5 个月，加重 10 天"来我院就诊，行上腹部 CT 平扫和增强扫描检查（图 6-30）。实验室检查：白细胞 7.39×10^9/L，中性粒细胞 4.28×10^9/L，血红蛋白 91g/L，血小板 390×10^9/L。生化检查未见明显异常。

【影像学描述】

【诊断】

【鉴别诊断】

病例 6-31

【临床病史】　患者，女性，50岁。体检B超发现，来我院就诊，行上腹部CT平扫和增强扫描检查（图6-31）。实验室检查：无明显异常。

【影像学描述】

【诊断】

【鉴别诊断】

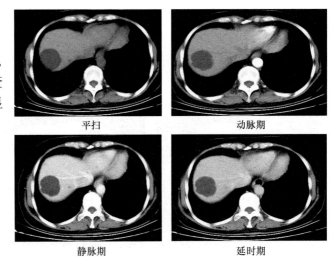

平扫　　　　　　　　动脉期

静脉期　　　　　　　延时期

图 6-31

病例 6-32

【临床病史】　患者，男性，88岁。因"间断腹痛伴皮肤黄染10余天"来我院就诊，行全腹部CT平扫＋增强扫描检查（图6-32）。实验室检查：白细胞 9.55×10^9/L，中性粒细胞 8.78×10^9/L，血红蛋白 103g/L，血小板 59×10^9/L。总胆红素 168.5μmol/L，结合胆红素 72.3μmol/L。

【影像学描述】

【诊断】

【鉴别诊断】

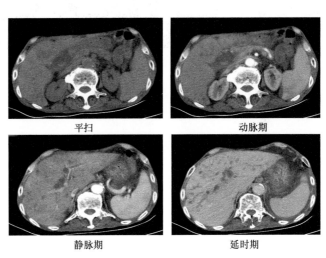

平扫　　　　　　　　动脉期

静脉期　　　　　　　延时期

图 6-32

病例 6-33

【临床病史】　患者，男性，70 岁。因"发热、寒颤 4 天"来我院就诊，行全腹部 CT 平扫和增强扫描检查（图 6-33）。实验室检查：白细胞 $8.53×10^9$/L，超敏 CRP 163mg/L。生化常规示 AST 104.3U/L，ALT 195.5U/L。

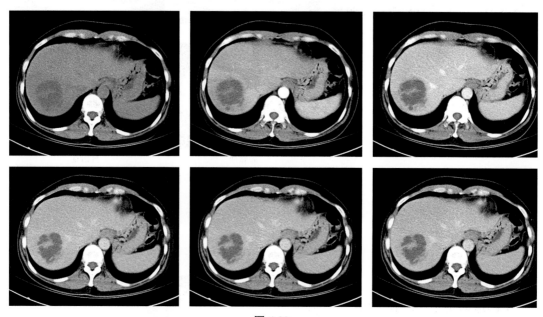

图 6-33

【影像学描述】

【诊断】

【鉴别诊断】

病例 6-34

【临床病史】 患者，女性，56 岁。来我院体检偶然发现，行全腹部 CT 平扫和增强扫描检查明确（图 6-34）。实验室检查：未见异常。

【影像学描述】

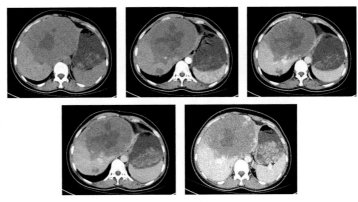

图 6-34

【诊断】

【鉴别诊断】

病例 6-35

【临床病史】 患者，女性，44 岁。因"体检 B 超发现肝占位 1 周"来我院就诊，行全腹部 CT 平扫和增强扫描检查（图 6-35）。实验室检查：血常规及生化常规未见异常，AFP 1.36ng/L。

【影像学描述】

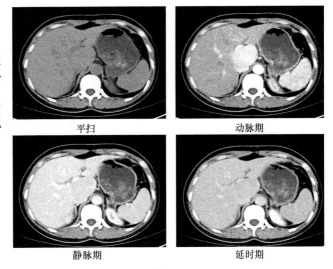

平扫　　　　　　动脉期

静脉期　　　　　　延时期

图 6-35

【诊断】

【鉴别诊断】

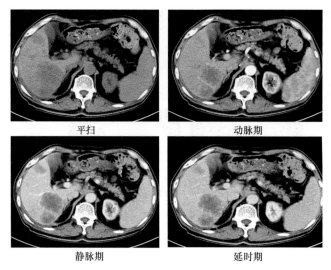

平扫　　　　　　　　动脉期

静脉期　　　　　　　延时期

图 6-36

病例 6-36

【临床病史】 患者，男性，73 岁。因"便血 2 周"来我院就诊，行全腹部 CT 平扫和增强扫描检查（图 6-36）。实验室检查：血红蛋白 133g/L，总胆红素 44.4μmol/L，CEA 896.3ng/ml，CA19-9 195.1U/ml。

【影像学描述】

【诊断】

【鉴别诊断】

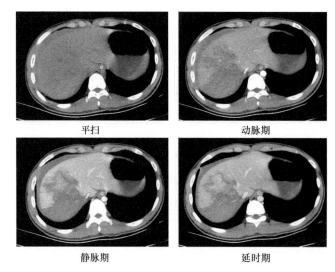

平扫　　　　　　　　动脉期

静脉期　　　　　　　延时期

图 6-37

病例 6-37

【临床病史】 患者，男性，18 岁。因"车祸伤致全身疼痛 75 分钟"来我院就诊，行全腹 CT 平扫和增强扫描检查（图 6-37）。实验室检查：血常规示红细胞 $3.69×10^{12}$/L，白细胞 $32.3×10^9$/L，血红蛋白 112g/L。

【影像学描述】

【诊断】

【鉴别诊断】

第四节 脾 脏

病例 6-38

【临床病史】 患者，男性，75 岁。来我院门诊就诊，行全腹部 CT 平扫和增强扫描检查偶然发现（图 6-38）。实验室检查：无明显异常。

【影像学描述】

【诊断】

【鉴别诊断】

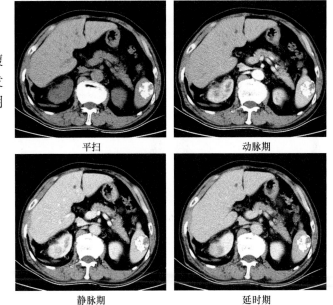

平扫　　　　　　　　动脉期

静脉期　　　　　　　　延时期

图 6-38

病例 6-39

【临床病史】 患者，男性，53 岁，因"间断上腹隐痛不适 2 个月"来我院就诊，行全腹部 CT 平扫和增强扫描检查（图 6-39）。实验室检查：白细胞 $5.12×10^9$/L，淋巴细胞 $1.1×10^9$/L，血红蛋白 115g/L，血小板 $299×10^9$/L。CEA 6.64ng/ml，CA125 149.3U/ml。

【影像学描述】

【诊断】

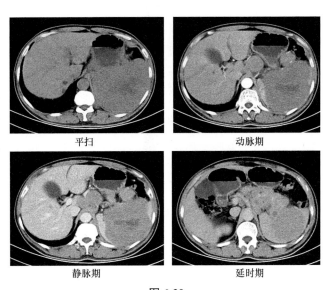

平扫　　　　　　　　动脉期

静脉期　　　　　　　　延时期

图 6-39

【鉴别诊断】

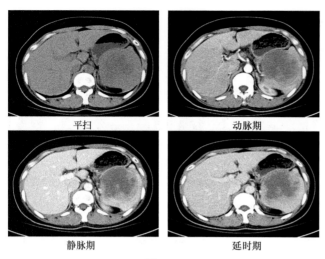

平扫　　　　　　　动脉期

静脉期　　　　　　延时期

图 6-40

病例 6-40

【临床病史】 患者，女性，41岁。因"体检发现脾脏占位3天"来我院就诊，行全腹部CT平扫和增强扫描检查（图6-40）。实验室检查：血常规及生化常规未见异常。CEA、CA125、CA19-9均正常。

【影像学描述】

【诊断】

【鉴别诊断】

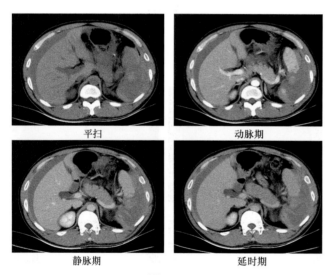

平扫　　　　　　　动脉期

静脉期　　　　　　延时期

图 6-41

病例 6-41

【临床病史】 患者，男性，37岁。因"摔伤致腹胀、腹痛3小时"来我院就诊，行全腹CT平扫和增强扫描检查（图6-41）。实验室检查：血常规示红细胞 $2.17×10^{12}$/L，白细胞 $20.39×10^{9}$/L，血红蛋白89g/L。

【影像学描述】

【诊断】

【鉴别诊断】

第五节 胰 腺

病例 6-42

【临床病史】 患者，男性，50 岁。因"突发腹痛伴恶心、呕吐 7 小时"来我院急诊就诊，行全腹 CT 平扫和增强扫描检查（图 6-42）。实验室检查：血常规示白细胞 17.52×10^9/L，中性粒细胞 14.86×10^9/L，血红蛋白 191g/L。生化常规示淀粉酶 1050U/L，脂肪酶 9104U/L。

【影像学描述】

【诊断】

【鉴别诊断】

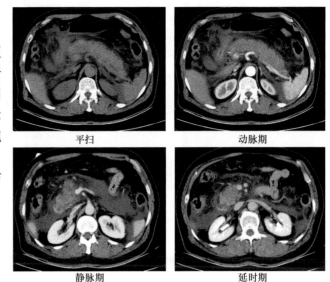

平扫 动脉期

静脉期 延时期

图 6-42

病例 6-43

【临床病史】 患者，男性，48 岁。因"腹痛待查"来我院门诊就诊，行全腹 CT 平扫和增强扫描检查（图 6-43）。实验室检查：血常规及生化常规未见异常。

【影像学描述】

【诊断】

【鉴别诊断】

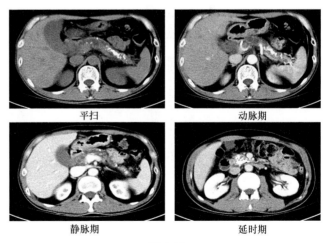

平扫 动脉期

静脉期 延时期

图 6-43

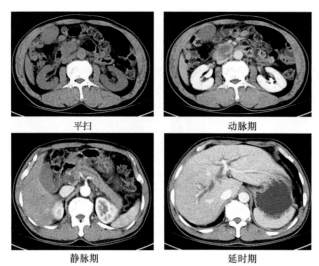

平扫　　　　　　　　　动脉期

静脉期　　　　　　　　　延时期

图 6-44

病例 6-44

【临床病史】　患者，男性，61 岁。因"间断腹痛 20 余天"来我院就诊，行全腹部 CT 平扫和增强扫描检查（图 6-44）。实验室检查：CEA 3.87ng/ml，CA19-9 314.4U/ml。总胆红素 180.5μmol/L，结合胆红素 98.9μmol/L，非结合胆红素 35.2μmol/L。

【影像学描述】

【诊断】

【鉴别诊断】

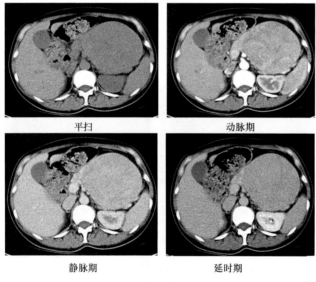

平扫　　　　　　　　　动脉期

静脉期　　　　　　　　　延时期

图 6-45

病例 6-45

【临床病史】　患者，女性，27 岁。因"体检发现胰腺肿物 1 天"来我院就诊，行全腹 CT 平扫和增强扫描检查（图 6-45）。实验室检查：血常规未见异常。生化常规示淀粉酶 39.6U/L，葡萄糖 6.64mmol/L。AFP 6.75ng/ml，CA19-9 12.26U/ml。

【影像学描述】

【诊断】

【鉴别诊断】

病例 6-46

【临床病史】　患者，男性，52岁。因"胰腺炎治疗1个月后复查"来我院就诊，行全腹CT平扫和增强扫描检查（图6-46）。实验室检查：血常规及生化常规未见异常。

【影像学描述】

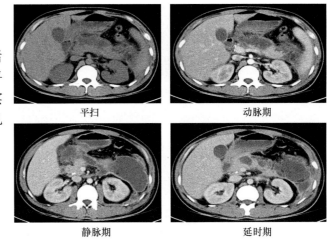

平扫　　　　　　　　　动脉期

静脉期　　　　　　　　延时期

图 6-46

【诊断】

【鉴别诊断】

病例 6-47

【临床病史】　患者，女性，16岁。因"间断上腹胀痛1个月"来我院就诊，行全腹CT平扫和增强扫描检查（图6-47）。实验室检查：血常规未见异常。CEA 0.708ng/ml，AFP 0.966ng/ml，CA125 15.67U/ml，CA19-9 17.22U/ml。

【影像学描述】

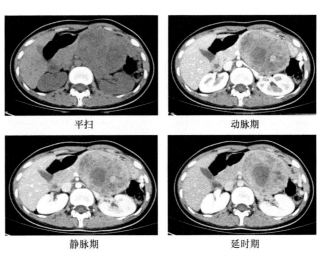

平扫　　　　　　　　　动脉期

静脉期　　　　　　　　延时期

图 6-47

【诊断】

【鉴别诊断】

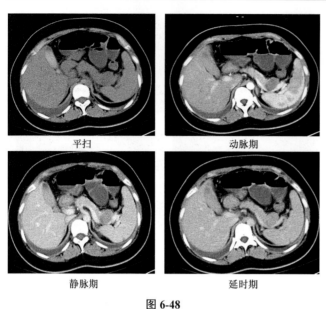

平扫　　　　　动脉期

静脉期　　　　延时期

图 6-48

病例 6-48

【临床病史】　患者，女性，27 岁。因"中下腹疼痛 4 天"来我院就诊，行全腹 CT 平扫和增强扫描检查（图 6-48）。实验室检查：血常规示红细胞 3.69×10^{12}/L，血红蛋白 108g/L。生化常规示淀粉酶 203.8U/L，葡萄糖 3.33mmol/L。

【影像学描述】

【诊断】

【鉴别诊断】

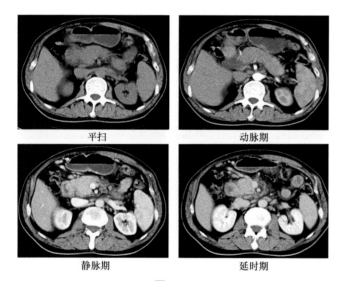

平扫　　　　　动脉期

静脉期　　　　延时期

图 6-49

病例 6-49

【临床病史】　患者，男性，62 岁。因"右上腹胀痛伴全身皮肤、巩膜黄染半个月余"来我院就诊，行全腹 CT 平扫＋增强扫描检查（图 6-49）。实验室检查：血常规未见异常。生化常规示 Ca^{2+} 1.99mmol/L，淀粉酶 87.5U/L，葡萄糖 8.71mmol/L，总胆红素 363.5μmol/L，结合胆红素 243.5μmol/L，非结合胆红素 57.2μmol/L。

【影像学描述】

【诊断】

【鉴别诊断】

第七章　泌尿生殖系统和腹膜后间隙

第一节　腹膜后间隙病变

病例 7-1

【临床病史】　患者，男性，51岁。因"发现右肾积水"来我院就诊，有高血压病史4年，脑梗死病史，行全腹部CT检查（图7-1）。实验室检查：肌酐112.9μmol/L（正常参考范围57.0～97.0μmol/L），血常规正常，自身免疫相关实验室检查阴性。

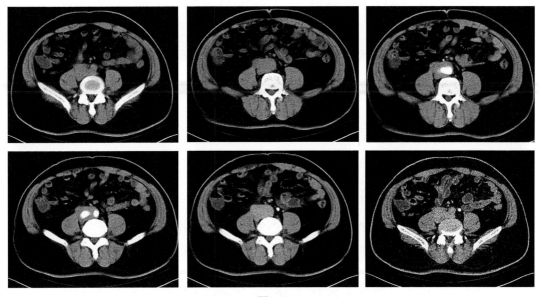

图 7-1

【影像学描述】

【诊断】

【鉴别诊断】

病例 7-2

【临床病史】 患者，女性，64 岁。因"发现腹部包块 3 个月余"来我院就诊，糖尿病 3 年，行上腹部 CT 增强检查（图 7-2）。实验室检查：血常规及生化常规未见异常。

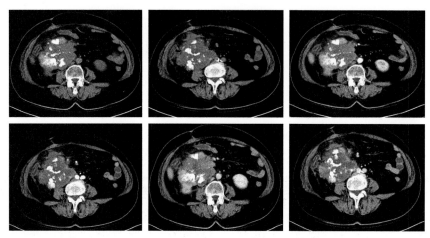

图 7-2

【影像学描述】

【诊断】

【鉴别诊断】

病例 7-3

【临床病史】 患者，女性，49 岁。因"体检发现左侧肾脏占位 1 个月"来我院就诊，行 CTU 检查（图 7-3）。实验室检查：血常规及生化常规未见异常。

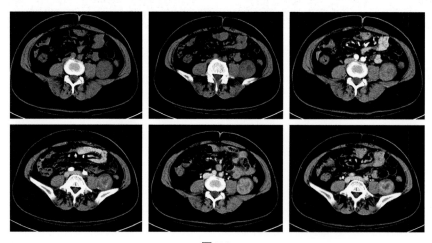

图 7-3

【影像学描述】

【诊断】

【鉴别诊断】

病例 7-4

【临床病史】　患者,女性,48 岁。因"腹痛 4 个月,发现左颈部肿物 1 个月"来我院就诊,无既往史,行全腹 CT 增强检查(图 7-4)。实验室检查:血常规及生化常规未见异常。

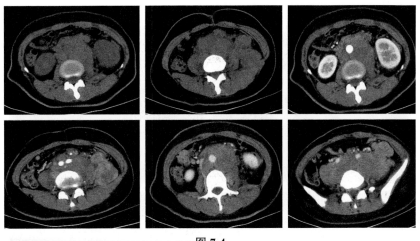

图 7-4

【影像学描述】

【诊断】

【鉴别诊断】

病例 7-5

【临床病史】　患者,女性,60 岁。因"下腹痛 4 个月,超声提示双附件区囊实性占位"就诊我院,行全腹 CT 增强检查(图 7-5)。实验室检查:人附睾分泌蛋白 4 为 165pmol/L(正常参考范围 0～140pmol/L),血常规及生化常规未见异常。

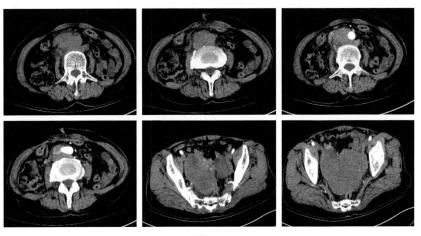

图 7-5

【影像学描述】

【诊断】

【鉴别诊断】

病例 7-6

【临床病史】 患者，女性，56 岁。因"间断脐周痛伴恶心、呕吐 6 年"来我院就诊，既往有结肠息肉切除病史，行全腹 CT 增强检查（图 7-6）。实验室检查：血常规及生化常规等未见异常。

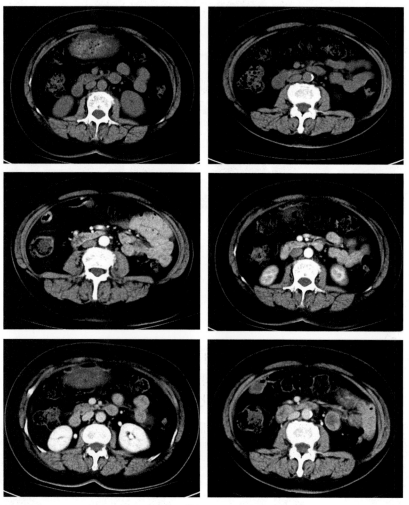

图 7-6

【影像学描述】

【诊断】

【鉴别诊断】

第二节　泌尿系统感染性病变

病例 7-7

【临床病史】　　患者，女性，28 岁。因"右腰腹痛伴发热 1 周，加重 1 天"来我院就诊，行全腹部 CT 增强检查（图 7-7）。实验室检查：中性粒细胞 83.2%（正常参考范围 40%～75%），白细胞计数正常。

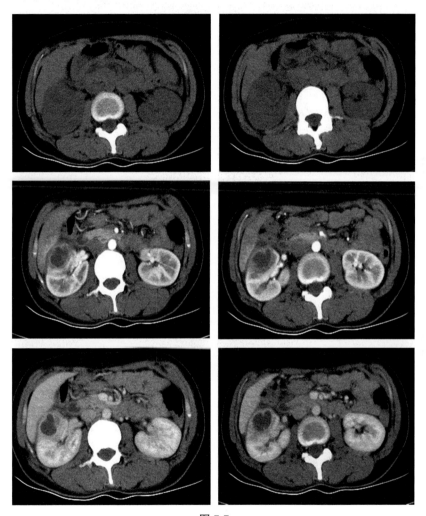

图 7-7

【影像学描述】

【诊断】

【鉴别诊断】

病例 7-8

【临床病史】　患者，男性，51 岁。因"腹胀 6 天，伴发热、尿频、尿急 3 天"来我院就诊，行全腹部 CT 增强检查（图 7-8）。实验室检查：尿常规示白细胞 38 个 /μl（正常参考范围 0 ～ 28 个 /μl），红细胞 26 个 /μl（正常参考范围 0 ～ 17 个 /μl），尿蛋白 1.573 g/24H（正常参考范围 0.02 ～ 0.13g/24H）。超敏 CRP 161mg/L（正常参考范围 0 ～ 2.87mg/L），血常规示白细胞 $10.86×10^9$/L。

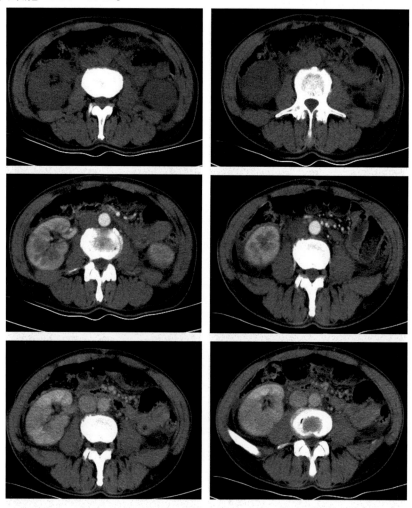

图 7-8

【影像学描述】

【诊断】

【鉴别诊断】

病例 7-9

【临床病史】 患者，男性，28 岁。因"尿频脓尿、发现左肾结核 1 个月"来我院就诊，行 CTU 检查（图 7-9）。实验室检查：尿常规示白细胞 946 个 /μg（正常参考范围 0 ～ 28 个 /μg）。血常规及生化常规未见异常。

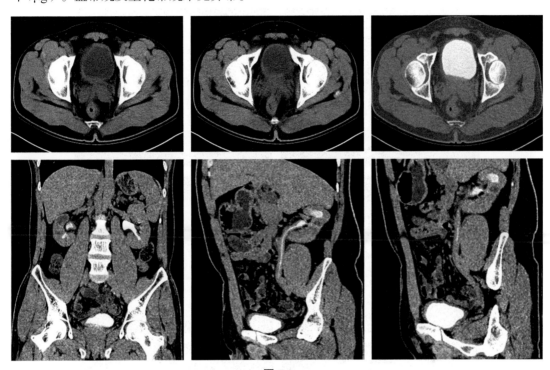

图 7-9

【影像学描述】

【诊断】

【鉴别诊断】

病例 7-10

【临床病史】 患者，女性，64 岁。因"尿频、尿急 10 天"来我院就诊，行 CTU 检查（图 7-10）。实验室检查：尿常规示白细胞 120 个 /μg（正常参考范围 0 ～ 28 个 /μg），血常规及生化常规未见异常。

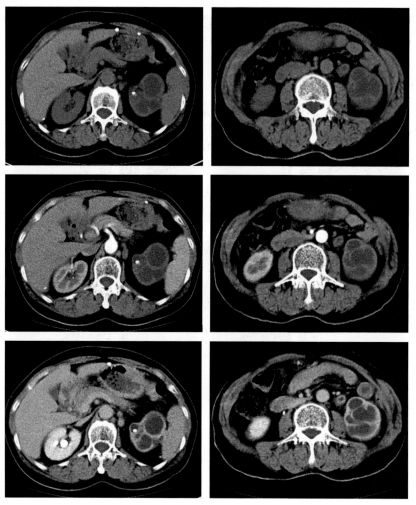

图 7-10

【影像学描述】

【诊断】

【鉴别诊断】

病例 7-11

【临床病史】　患者，男性，28 岁。因"尿频脓尿、发现左肾结核 1 个月"来我院就诊，行 CTU 检查（图 7-11）。实验室检查：尿常规示白细胞 946 个 /µg（正常参考范围 0 ～ 28个 /µg）。血常规及生化常规未见异常。

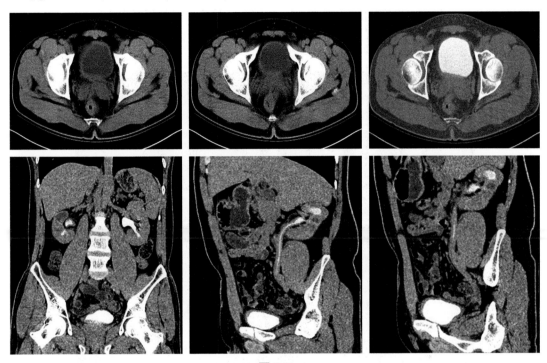

图 7-11

【影像学描述】

【诊断】

【鉴别诊断】

第三节　泌尿系统结石

病例 7-12

【临床病史】 患者，男性，67 岁。因"尿频、尿急、尿痛，尿中断伴血尿 1 个月余"来我院就诊，行盆腔 CT 平扫检查（图 7-12）。实验室检查：尿常规示白细胞 83 个 /μg（正常参考范围 0 ～ 28 个 /μg），红细胞 669 个 /μl（正常参考范围 0 ～ 17 个 /μl），血常规及生化常规未见异常。

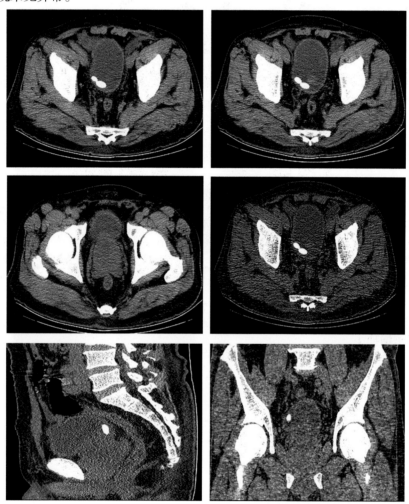

图 7-12

【影像学描述】

【诊断】

【鉴别诊断】

病例 7-13

【临床病史】　患者，女性，54 岁。因"右侧腰部间断性胀痛 10 余年"来我院就诊，行泌尿系 CT 重建（CTU）检查（图 7-13）。实验室检查：尿常规示白细胞 4562 个 /μl（正常参考范围 0 ～ 28 个 /μl），红细胞 136 个 /μl（正常参考范围 0 ～ 17 个 /μl），血常规及生化常规未见异常。

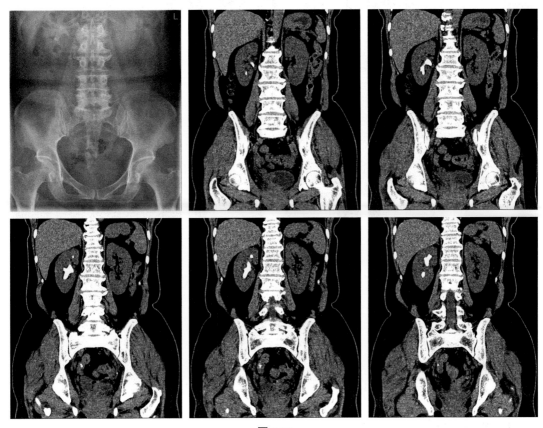

图 7-13

【影像学描述】

【诊断】

【鉴别诊断】

病例 7-14

【临床病史】 患者，女性，56 岁。因"突发腹痛 2 小时"来我院就诊，行泌尿系 CT 重建（CTU）检查（图 7-14）。实验室检查：尿常规示红细胞 136 个 / 7 μl（正常参考范围 0 ～ 17 个 /μl），血常规及生化常规未见异常。

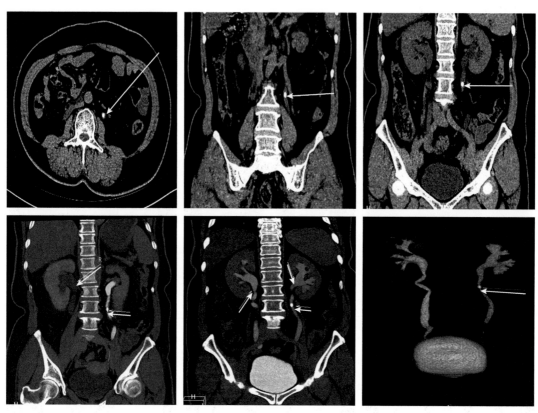

图 7-14

【影像学描述】

【诊断】

【鉴别诊断】

第四节 泌尿系统先天性发育异常

病例 7-15

【临床病史】 患者，男性，10岁。因"体检发现右肾异常"来我院就诊，行全腹部CT增强扫描（图7-15）。实验室检查未见异常。

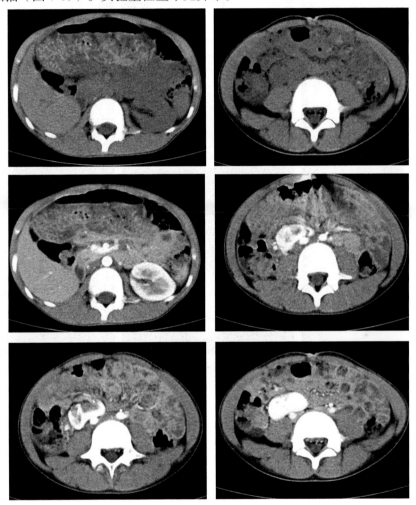

图 7-15

【影像学描述】

【诊断】

【鉴别诊断】

病例 7-16

【临床病史】　患者，女性，40 岁。因"血尿 1 周"来我院就诊，行泌尿系 CT 重建 CTU（图 7-16）。实验室检查：尿常规示红细胞 6270 个 /μl（正常参考范围 0 ～ 17 个 /μl）。

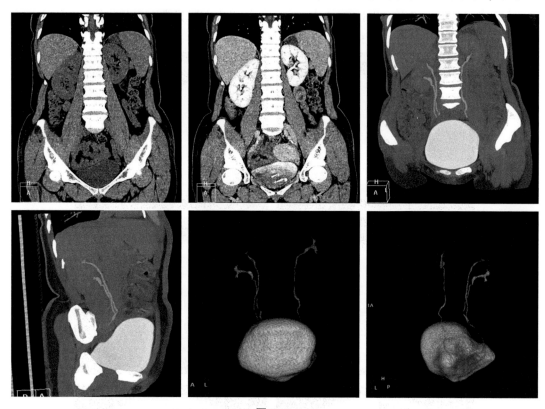

图 7-16

【影像学描述】

【诊断】

【鉴别诊断】

病例 7-17

【临床病史】　患者，女性，68 岁。因"下腹坠胀不适 3 个月，尿频尿急 1 个月余"来我院就诊，行泌尿系 CT 重建（CTU）检查（图 7-17）。实验室检查：尿常规示白细胞 149 个 /μl（正常参考范围 0 ～ 28 个 /μl）。

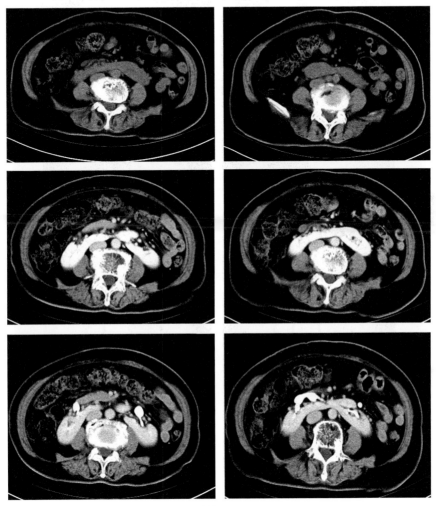

图 7-17

【影像学描述】

【诊断】

【鉴别诊断】

病例 7-18

【临床病史】 患者，女性，5 岁。因"查体右肾异常"来我院就诊，行全腹部 CT 增强扫描（图 7-18）。实验室检查未见异常。

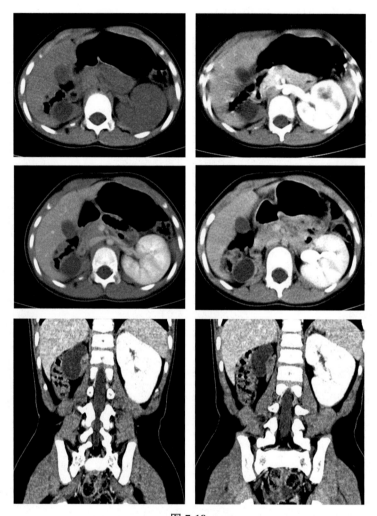

图 7-18

【影像学描述】

【诊断】

【鉴别诊断】

第五节　泌尿系统肿瘤

病例 7-19

【临床病史】　患者，男性，64 岁。因"间断性下腹痛 20 天"来我院就诊，行泌尿系 CT 重建（CTU）（图 7-19）。实验室检查: 尿常规示红细胞 812 个 /μl（正常参考范围 0 ~ 17 个 /μl）。

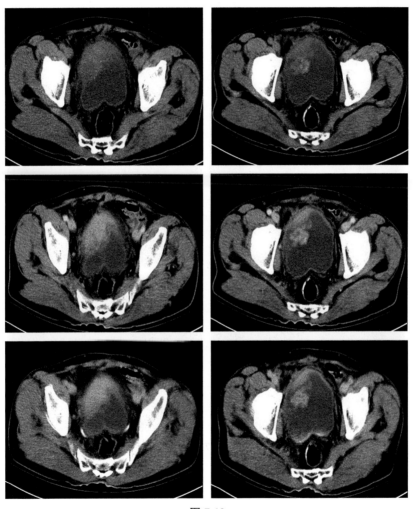

图 7-19

【影像学描述】

【诊断】

【鉴别诊断】

病例 7-20

【临床病史】 患者，男性，72 岁。因"发现右肾占位 1 个月余"来我院就诊，泌尿系 CT 重建检查（图 7-20）。实验室检查未见异常。

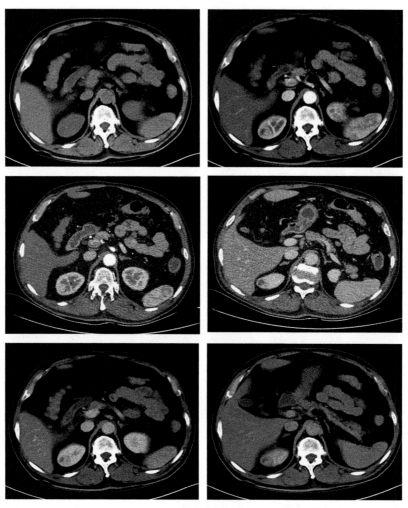

图 7-20

【影像学描述】

【诊断】

【鉴别诊断】

病例 7-21

【临床病史】　患者，女性，49 岁。因"发现右肾占位 7 天"来我院就诊，行双肾 CT 增强扫描（图 7-21）。实验室检查：尿常规示白细胞 45 个 /μl（正常参考范围 0 ～ 28 个 /μl），红细胞 1399 个 /μl（正常参考范围 0 ～ 17 个 /μl）。

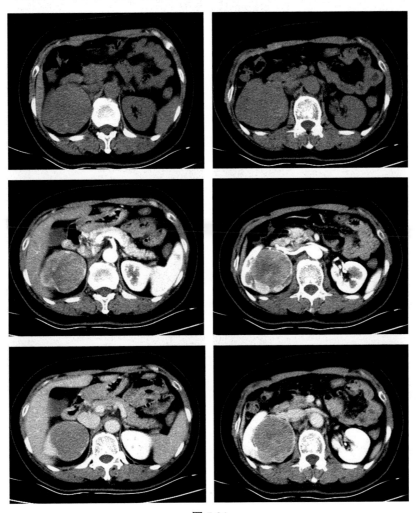

图 7-21

【影像学描述】

【诊断】

【鉴别诊断】

病例 7-22

【临床病史】 患者，男性，53 岁。因"左下腹疼痛 3 天"来我院就诊，行泌尿系统 CT 重建检查（图 7-22）。实验室检查未见异常。

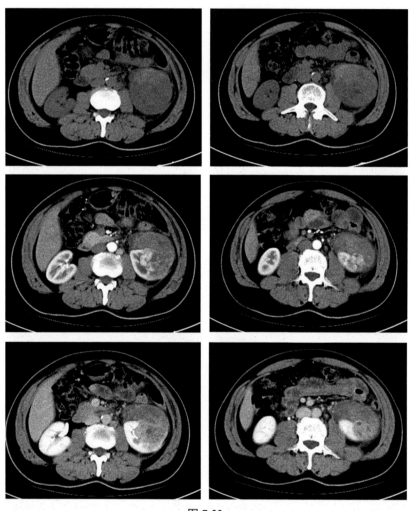

图 7-22

【影像学描述】

【诊断】

【鉴别诊断】

病例 7-23

【临床病史】　患者，男性，67 岁。因"间断性右侧腰背部胀痛不适 2 个月余"来我院就诊，行泌尿系统 CT 重建检查（图 7-23）。实验室检查未见异常。

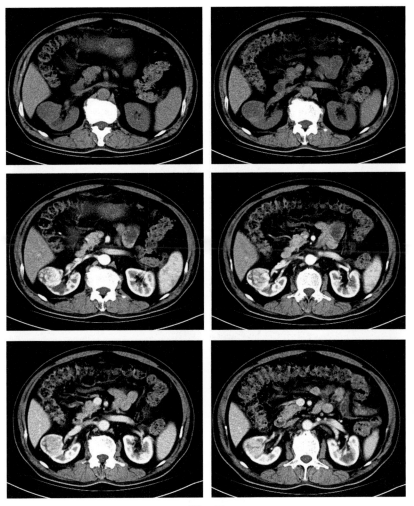

图 7-23

【影像学描述】

【诊断】

【鉴别诊断】

病例 7-24

【临床病史】　患者，男性，37 岁。因"检查发现左肾占位 10 天"来我院就诊，行泌尿系统 CT 重建检查（图 7-24）。实验室检查：尿常规示白细胞 80 个 /μl（正常参考范围 0 ~ 28 个 /μl）。

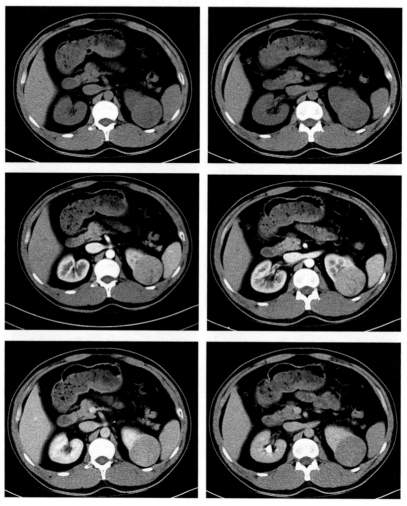

图 7-24

【影像学描述】

【诊断】

【鉴别诊断】

病例 7-25

【临床病史】　患者，女性，72 岁。因"体检发现左肾占位 3 天"来我院就诊，行泌尿系统 CT 重建检查（图 7-25）。实验室检查未见异常。

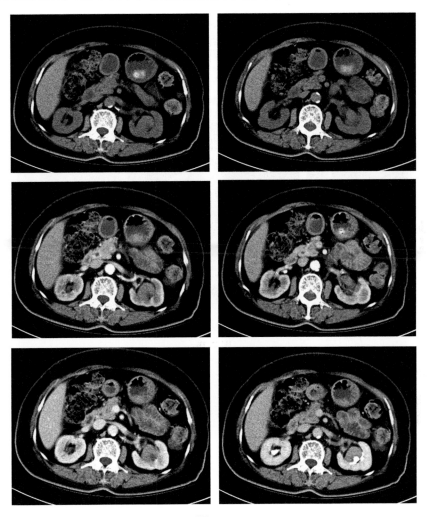

图 7-25

【影像学描述】

【诊断】

【鉴别诊断】

病例 7-26

【临床病史】 患者，女性，41 岁。因"体检发现左肾占位 20 余天"来我院就诊，行泌尿系统 CT 重建检查（图 7-26）。实验室检查未见异常。

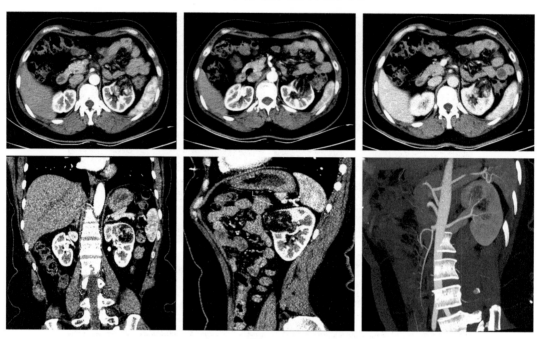

图 7-26

【影像学描述】

【诊断】

【鉴别诊断】

病例 7-27

【临床病史】　患者，女性，73岁。因"体检发现左肾积水伴左侧输尿管上段扩张2周余"来我院就诊，行全腹部 CT 增强扫描（图 7-27）。实验室检查：尿常规示白细胞 33 个 /μl（正常参考范围 0 ～ 28 个 /μl）。

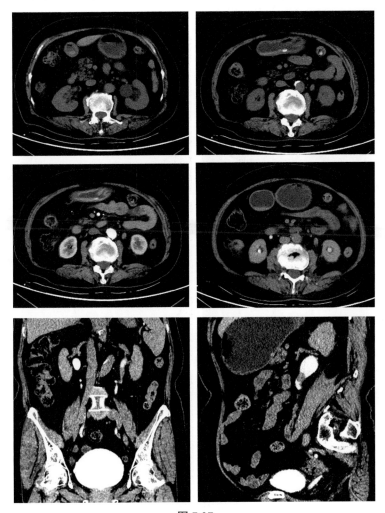

图 7-27

【影像学描述】

【诊断】

【鉴别诊断】

第六节 肾囊性疾病

病例 7-28

【临床病史】 患者，男性，46 岁。因"腰痛 3 年余"来我院就诊，行上腹部 CT 增强扫描（图 7-28）。实验室检查未见异常。

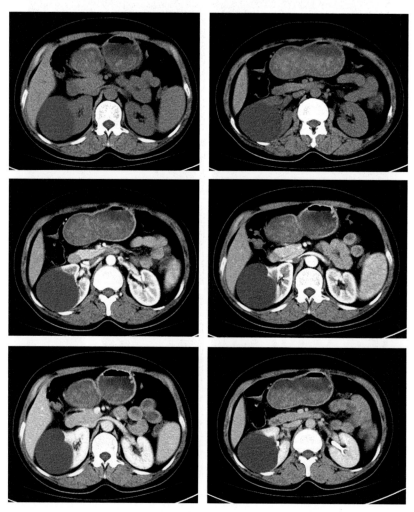

图 7-28

【影像学描述】

【诊断】

【鉴别诊断】

第七节　肾　外　伤

病例 7-29

【临床病史】　患者，女性，50 岁。因"多发伤 4 小时"来我院就诊，行全腹部 CT 增强检查（图 7-29）。实验室检查未见异常。

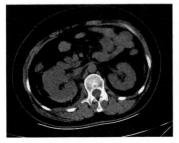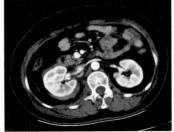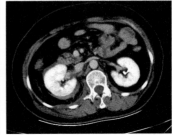

图 7-29

【影像学描述】

【诊断】

【鉴别诊断】

病例 7-30

【临床病史】　患者，女性，48 岁。因"外伤后右侧腰腹部疼痛 17 小时"来我院就诊，行全腹部 CT 增强检查（图 7-30）。实验室检查：尿常规示红细胞 4941 个 /μl，血常规示红细胞 2.68×10^{12}/L，血红蛋白 83g/L。

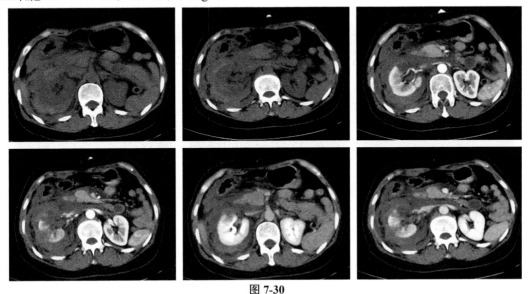

图 7-30

【影像学描述】

【诊断】

【鉴别诊断】

病例 7-31

【临床病史】　患者，女性，31 岁。因"车祸致腹痛、右肾区疼痛 4 小时"来我院就诊，行全腹部 CT 增强检查（图 7-31）。实验室检查：血常规示红细胞 1.23×10^{12}/L，血红蛋白 40g/L。

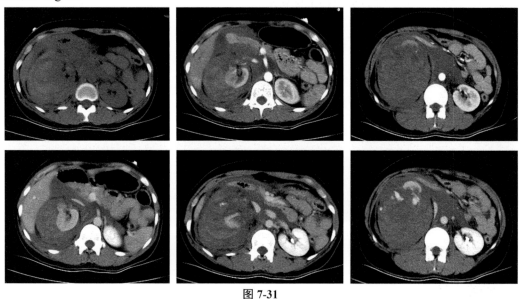

图 7-31

【影像学描述】

【诊断】

【鉴别诊断】

第八节　肾移植影像学

病例 7-32

【临床病史】　患者，女性，46 岁。因"肾脏移植术后少尿 3 个月余"来我院就诊，行双肾 CT 平扫检查（图 7-32）。实验室检查未见异常。

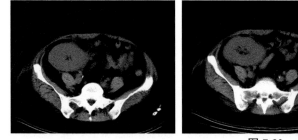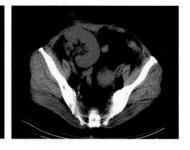

图 7-32

【影像学描述】

【诊断】

【鉴别诊断】

第九节　男性生殖系统疾病

病例 7-33

【临床病史】　患者，男性，55 岁。因"体检发现阴囊肿物 1 周"来我院就诊，行阴囊 CT 增强扫描（图 7-33）。实验室检查：人绒毛膜促性腺激素（HCG）26623mIU/ml。

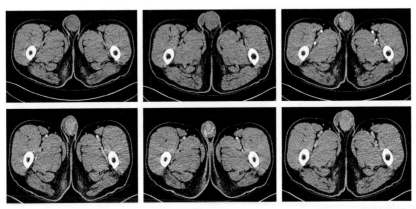

图 7-33

【影像学描述】

【诊断】

【鉴别诊断】

病例 7-34

【临床病史】　患者，男性。因"左侧阴囊疼痛 1 个月，伴肿大半个月余"来我院就诊，行盆腔 CT 增强扫描（图 7-34）。实验室检查：甲胎蛋白 AFP 66.52ng/ml（正常参考范围 1.09 ～ 13.4ng/ml）。HCG 正常。

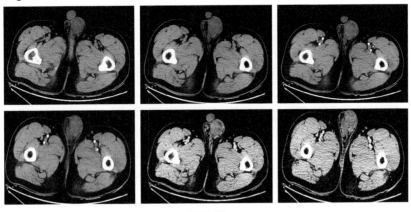

图 7-34

【影像学描述】

【诊断】

【鉴别诊断】

病例 7-35

【临床病史】　患者，男性，66 岁。因"渐进性排尿困难伴尿频、尿急、尿痛数年"来我院就诊,行前列腺 MRI 增强检查（图 7-35）。实验室检查: 前列腺特异性抗原 PSA 正常。

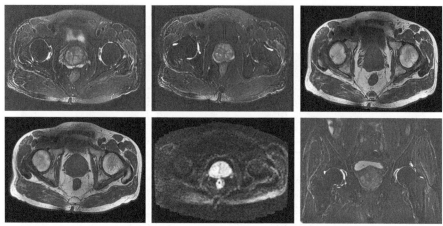

图 7-35

【影像学描述】

【诊断】

【鉴别诊断】

病例 7-36

【临床病史】　患者，男性，65 岁。因"尿频尿急 3 个月，加重伴尿痛 1 个月余"来我院就诊，行前列腺 MRI 增强检查（图 7-36）。实验室检查：前列腺特异性抗原 T- PSA 100ng/ml（正常参考范围 0 ～ 4.1ng/ml），F-PSA 50ng/ml（正常参考范围 0 ～ 0.9ng/ml）。

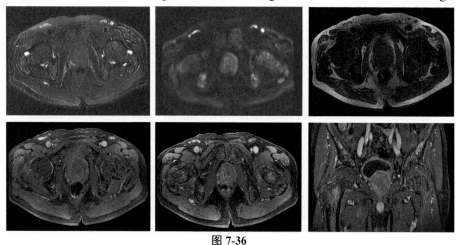

图 7-36

【影像学描述】
【诊断】
【鉴别诊断】

病例 7-37

【临床病史】 患者，男性，30 岁。因"肛周疼痛待查"来我院就诊，行盆腔 MRI 增强检查（图 7-37）。实验室检查未见异常。

【影像学描述】

【诊断】

【鉴别诊断】

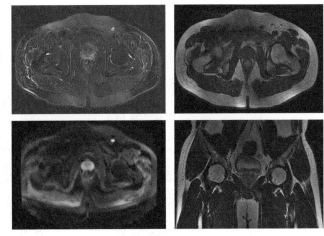

图 7-37

第十节 女性生殖系统疾病

病例 7-38

【临床病史】 患者，女性，73 岁。因"下腹痛 1 个月余"来我院就诊，行全腹部 CT 增强检查（图 7-38）。实验室检查未见异常。

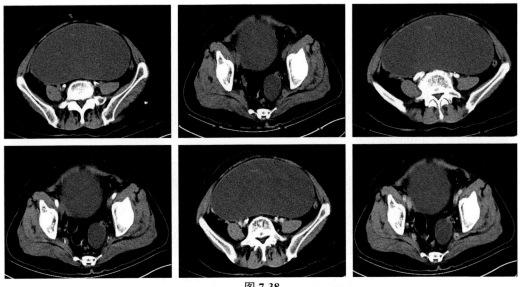

图 7-38

【影像学描述】

【诊断】

【鉴别诊断】

病例 7-39

【临床病史】 患者，女性，58 岁。因"发现腹部肿块 25 年"来我院就诊，行全腹部 CT 增强检查（图 7-39）。实验室检查未见异常。

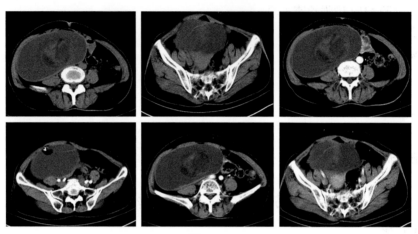

图 7-39

【影像学描述】

【诊断】

【鉴别诊断】

病例 7-40

【临床病史】 患者，女性，62 岁。因"腹胀伴间断下腹痛 20 天"来我院就诊，行全腹部 CT 增强检查（图 7-40）。实验室检查：人附睾蛋白 4（HE4）209.20pmol/L（正常参考范围 0 ～ 140pmol/L）。

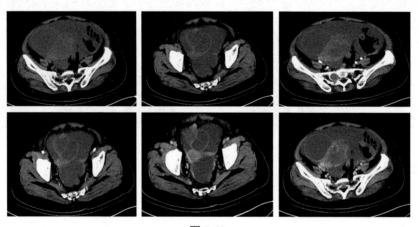

图 7-40

【影像学描述】

【诊断】

【鉴别诊断】

第十一节　肾上腺疾病

病例 7-41

【临床病史】　患者，女性，34 岁。因"发现血压升高 3 年，满月脸，双下肢紫纹 2 年余"来我院就诊，行双侧肾上腺 CT 增强扫描（图 7-41）。实验室检查：血浆皮质醇 AM 31μg/dl（正常参考范围 4.3～22.4μg/dl），尿皮质 1323μg/24h（正常参考范围 19～318μg/24h）。

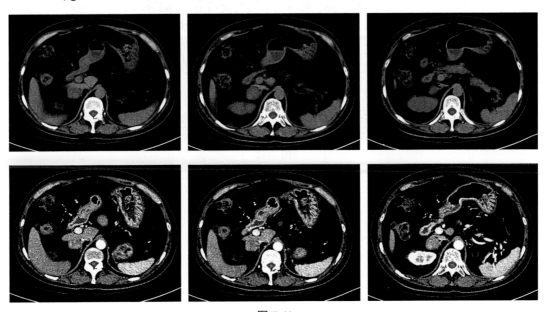

图 7-41

【影像学描述】

【诊断】

【鉴别诊断】

病例 7-42

【临床病史】 患者，女性，61 岁。因"左肺腺癌靶向治疗，发现右侧肾上腺占位"来我院就诊，行上腹部增强 CT 扫描（图 7-42）。实验室检查未见异常。

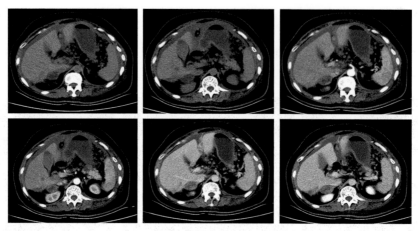

图 7-42

【影像学描述】

【诊断】

【鉴别诊断】

病例 7-43

【临床病史】 患者，女性，52 岁。因"发现肾上腺占位 4 年余"来我院就诊，行上腹部 CT 增强检查（图 7-43）。实验室检查未见异常。

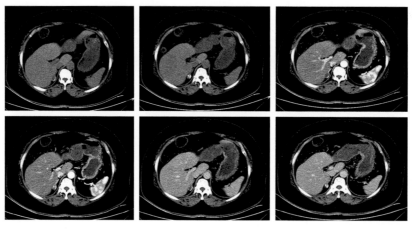

图 7-43

【影像学描述】

【诊断】

【鉴别诊断】

病例 7-44

【临床病史】 患者，女性，67 岁。因"右下腹不适 2 个月"来我院就诊，行全腹 CT 增强检查（图 7-44）。实验室检查未见异常。

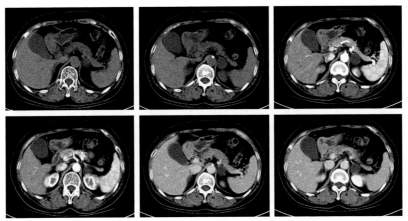

图 7-44

【影像学描述】

【诊断】

【鉴别诊断】

病例 7-45

【临床病史】 患者，女性，64 岁。因"发现肾上腺占位 7 天"来我院就诊，行上腹部 CT 增强检查（图 7-45）。既往无高血压病史。实验室检查未见异常。

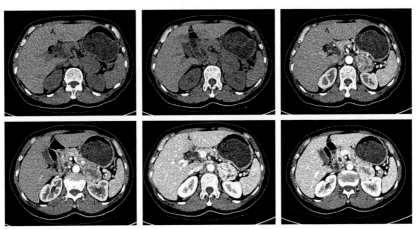

图 7-45

【影像学描述】

【诊断】

【鉴别诊断】

第八章 乳 腺

第一节 正常影像学表现

病例 8-1

【临床病史】 患者，女性，44岁。既往体健，目前例行体检，查体：双侧乳腺基本对称，双侧乳腺皮肤未见异常，乳头无凹陷，无溢液。触诊未及肿块，双侧腋窝未触及肿大的淋巴结。行双侧乳腺钼靶检查，如图 8-1 所示。

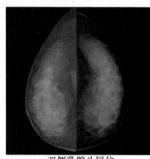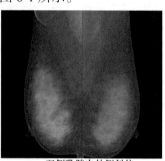

双侧乳腺头尾位　　　　　　　双侧乳腺内外侧斜位

图 8-1

【影像学描述】

【腺体类型诊断】

病例 8-2

【临床病史】 患者，女性，84岁。既往体健，目前例行体检，查体：双侧乳腺基本对称，双侧乳腺皮肤未见异常，乳头无凹陷，无溢液。触诊未及肿块，双侧腋窝未触及肿大的淋巴结。行双侧乳腺钼靶检查，如图 8-2 所示。

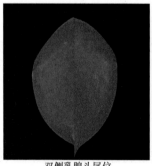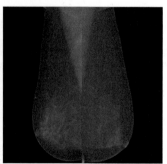

双侧乳腺头尾位　　　　　　　双侧乳腺内外侧斜位

图 8-2

【影像学描述】

【腺体类型诊断】

第二节 异常影像学表现

病例 8-3

【临床病史】 患者，女性，30 岁。因"发现右侧乳腺肿块 3 年余，缓慢进行性增大 2 个月"就诊。查体：双侧乳腺不对称，双侧乳腺皮肤未见异常，双侧乳头无凹陷，无溢液。右乳上方可触及一肿块，肿块质韧，边界清晰，无明显压痛，活动度可。双侧腋窝未触及肿大的淋巴结。行双侧乳腺钼靶检查，如图 8-3 所示。

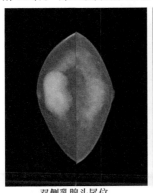

双侧乳腺头尾位　　　　　双侧乳腺内外侧斜位

图 8-3

【影像学描述】

【可能的诊断】

病例 8-4

【临床病史】 患者，女性，84 岁。因"发现左乳肿块 7 年，进行性肿大 2 个月"就诊。查体：双侧乳腺不对称，左侧乳腺内上象限皮肤轻度凹陷，双侧乳头无凹陷，无溢液。左乳内上象限可触及肿块，肿块边界不清，压痛阳性，活动度欠佳，与周围组织粘连。双侧腋窝未触及肿大的淋巴结。行双侧乳腺钼靶检查，如图 8-4 所示。

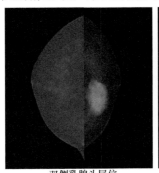
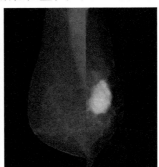

双侧乳腺头尾位　　　　　双侧乳腺内外侧斜位

图 8-4

【影像学描述】

【最可能的诊断】

【鉴别诊断】

病例 8-5

【临床病史】 患者，女性，46 岁。因"体检发现左侧内上象限簇状砂砾样钙化 3 个月余"就诊。查体：双侧乳腺对称，双侧乳腺皮肤未见异常，双侧乳头无凹陷，无溢液。触诊未见明显肿块，双侧腋窝未触及肿大的淋巴结。行双侧乳腺钼靶检查，如图 8-5 所示。

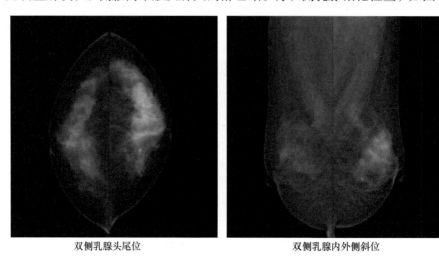

双侧乳腺头尾位　　　　　　　　　　双侧乳腺内外侧斜位

图 8-5

【影像学描述】

【可能的诊断】

【进一步检查】

第三节 乳腺良性肿瘤和瘤样病变

病例 8-6

【临床病史】 患者，女性，34岁。因"发现左乳肿物半年"就诊。查体：双侧乳腺基本对称，双侧乳腺皮肤未见异常，双侧乳头无凹陷，无溢液。触诊左乳外上象限肿块，质地韧，边界清，轻压痛，活动度可。双侧腋窝未触及肿大的淋巴结。行双侧乳腺钼靶检查，如图 8-6 所示。

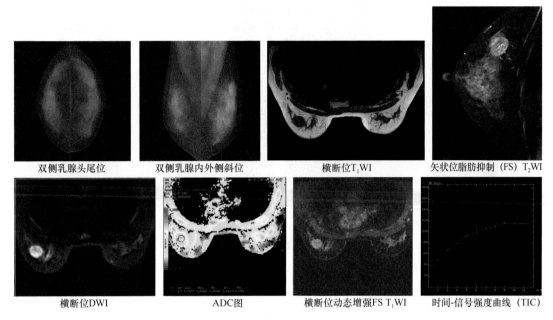

双侧乳腺头尾位	双侧乳腺内外侧斜位	横断位T$_1$WI	矢状位脂肪抑制（FS）T$_2$WI
横断位DWI	ADC图	横断位动态增强FS T$_1$WI	时间-信号强度曲线（TIC）

图 8-6

【乳腺钼靶及 MRI 影像学描述】

【诊断】

【鉴别诊断】

病例 8-7

【临床病史】 患者，女性，28 岁。因"发现右乳巨大肿块 10 天"就诊。查体：双侧乳腺不对称，双侧乳腺皮肤未见异常，双侧乳头无凹陷，无溢液。右乳内上象限可触及肿块，肿块质韧，边界清，压痛阳性，可推动。双侧腋窝未触及肿大的淋巴结。行双侧乳腺钼靶检查，如图 8-7 所示。

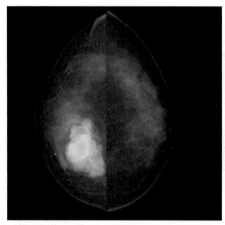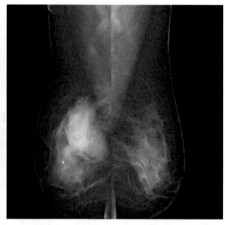

双侧乳腺头尾位　　　　　　　　　　　　　　双侧乳腺内外侧斜位

图 8-7

行手术切除，术中可见肿块呈灰红色，质地柔软，边界清晰锐利，与周围腺体无侵犯，肿块血供丰富，可见粗大的供血动脉。

【影像学描述】

【诊断】

【鉴别诊断】

第四节 乳腺恶性肿瘤

病例 8-8

【临床病史】 患者，女性，63 岁。因"发现左乳肿物 1 周"就诊。查体：双侧乳腺基本对称，双侧乳腺皮肤未见异常，双侧乳头无凹陷，无溢液。触诊左乳外上象限小肿块，质地韧，形态不规则，边界不清，压痛阳性，活动度欠佳。双侧腋窝未触及肿大的淋巴结。行双侧乳腺钼靶检查，如图 8-8 所示。

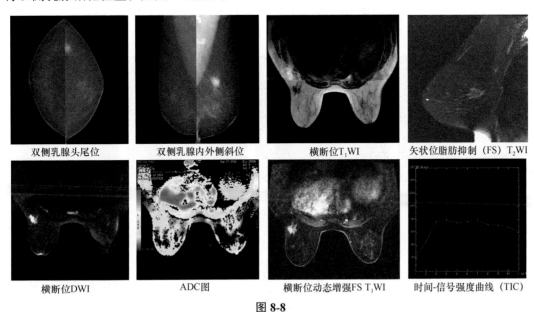

| 双侧乳腺头尾位 | 双侧乳腺内外侧斜位 | 横断位T$_1$WI | 矢状位脂肪抑制（FS）T$_2$WI |
| 横断位DWI | ADC图 | 横断位动态增强FS T$_1$WI | 时间-信号强度曲线（TIC） |

图 8-8

【乳腺钼靶及 MRI 影像学描述】

【诊断】

【鉴别诊断】

第五节　乳腺叶状肿瘤

病例 8-9

【临床病史】　患者，女性，52 岁。因"发现左乳肿物半年并进行性增大 1 个月余"就诊。查体：双侧乳腺不对称，左侧乳腺明显增大并皮肤紧张，双侧乳头无凹陷，无溢液。触诊左乳巨大肿块，边界不清，压痛阳性，活动度欠佳。右乳外下象限一小肿块，光滑，边界清晰，质韧，活动度好，无压痛。双侧腋窝未触及肿大的淋巴结。询问病史，患者自述发现右乳外下象限小肿块 10 年余，定期随诊无增大，2 年前行穿刺活检为纤维腺瘤。此次就诊目的是明确左乳肿物性质。行双侧乳腺钼靶检查，如图 8-9 所示。

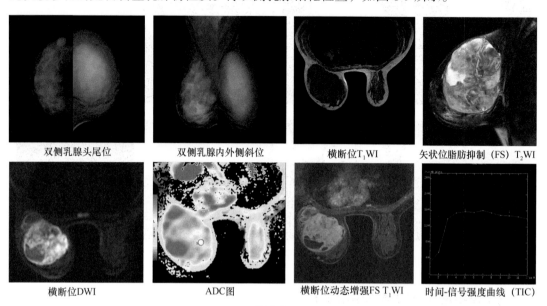

双侧乳腺头尾位　　双侧乳腺内外侧斜位　　横断位T$_1$WI　　矢状位脂肪抑制（FS）T$_2$WI

横断位DWI　　ADC图　　横断位动态增强FS T$_1$WI　　时间-信号强度曲线（TIC）

图 8-9

【乳腺钼靶及 MRI 影像学描述】

【诊断】

【鉴别诊断】

第九章 骨关节与软组织

第一节 代谢及营养障碍性疾病

病例 9-1

【临床病史】 患者，女性，1 岁。因"跌倒后右上臂活动受限 2 小时"来医院就诊，行右尺桡骨正侧位片检查（图 9-1）。

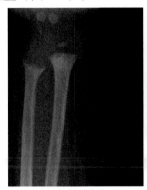

右尺桡骨正位片　　　　　　右尺桡骨侧位片

图 9-1

【影像学描述】

【诊断】

【鉴别诊断】

病例 9-2

【临床病史】 患者，女性，69 岁。因"腰部疼痛 3 个月余，近 1 周加重"来医院就诊，行腰椎 CT 重建检查（图 9-2）。

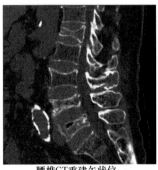
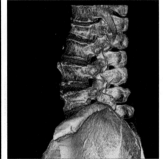

腰椎CT重建矢状位　　　　　　腰椎CT重建VR图像

图 9-2

【影像学描述】

【诊断】

【鉴别诊断】

第二节 骨关节发育畸形和骨软骨发育障碍

病例 9-3

【临床病史】 患者，女性，3岁。因"发现左手先天性6指畸形3年"来医院就诊，行左手正斜位片检查（图9-3）。

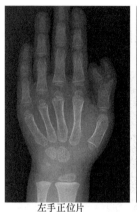

左手正位片　　　　　　　　左手斜位片

图 9-3

【影像学描述】

【诊断】

【鉴别诊断】

病例 9-4

【临床病史】 患者，男性，9岁。因"发现先天性右肩畸形9年"来医院就诊，行双肩关节正位片，双肩关节CT重建检查（图9-4）。

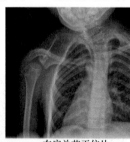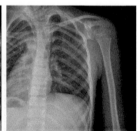

右肩关节正位片　　　　　　　　左肩关节正位片

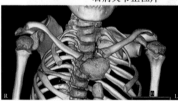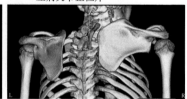

双肩关节CT重建前后位VR图像　　　　双肩关节CT重建后前位VR图像

图 9-4

【影像学描述】

【诊断】

【鉴别诊断】

病例 9-5

【临床病史】　患者，男性，13 岁。因"发现胸椎及腰椎侧弯 12 年"来医院就诊，行全脊柱正侧位片及腰椎 CT 重建检查（图 9-5）。

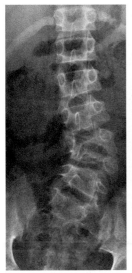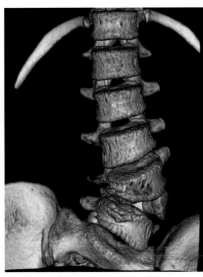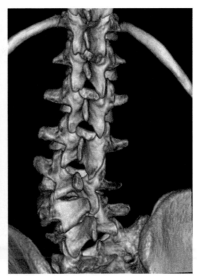

腰椎正位片　　　　　腰椎CT重建前后位VR图像　　　　　腰椎CT重建后前位VR图像

图 9-5

【影像学描述】

【诊断】

【鉴别诊断】

病例 9-6

【临床病史】 患者，男性，10岁。因"发现身高矮，四肢对称性短小3年"来医院就诊，行双手正位片及双足正位片检查（图9-6）。

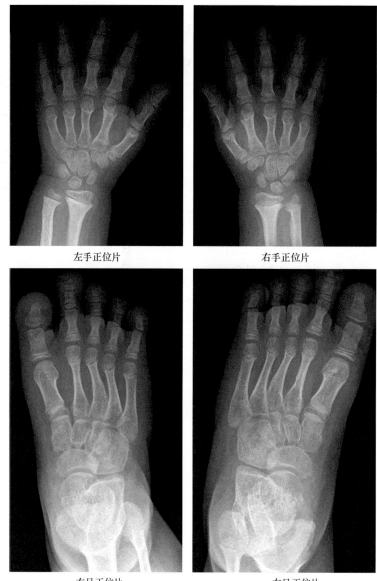

左手正位片　　　　　　　　右手正位片

右足正位片　　　　　　　　左足正位片

图 9-6

【影像学描述】

【诊断】

【鉴别诊断】

病例 9-7

【临床病史】　患者，女性，9 岁。因"出生后发现身材矮小，四肢畸形"来医院就诊，行双尺桡骨正侧位片及双胫腓骨正侧位片检查（图 9-7）。

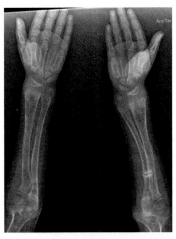

双尺桡骨正位片

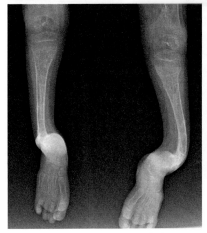

双胫腓骨正位片

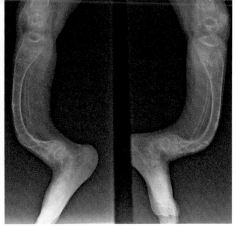

双胫腓骨侧位片

图 9-7

【影像学描述】

【诊断】

【鉴别诊断】

第三节 骨关节化脓性感染

病例 9-8

【临床病史】 患者，男性，39岁。因"右膝肿痛10天，活动受限2天"来医院就诊，行右膝关节正侧位片，右膝关节CT重建及右膝关节磁共振增强扫描检查（图9-8）。实验室检查：超敏CRP、红细胞沉降率及白细胞计数均增高。

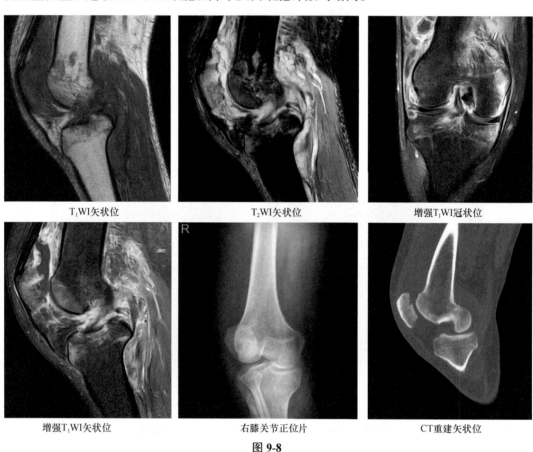

T₁WI矢状位	T₂WI矢状位	增强T₁WI冠状位
增强T₁WI矢状位	右膝关节正位片	CT重建矢状位

图 9-8

【影像学描述】

【诊断】

【鉴别诊断】

病例 9-9

【临床病史】 患者，女性，3 岁。因"左膝关节疼痛并活动受限 10 天"来医院就诊，行左胫腓骨正侧位片，左胫腓骨 CT 重建及左膝关节磁共振平扫检查（图 9-9）。实验室检查：超敏 CRP、红细胞沉降率及白细胞计数均增高。

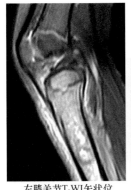
左膝关节T$_2$WI矢状位

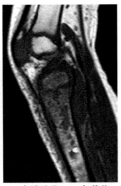
左膝关节T$_1$WI矢状位

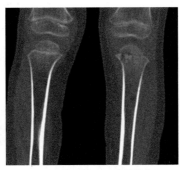
左胫腓骨CT重建冠状位

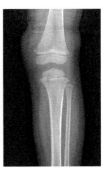
左胫腓骨正位片

图 9-9

【影像学描述】

【诊断】

【鉴别诊断】

病例 9-10

【临床病史】 患者，男性，31 岁。因"右小腿反复肿胀疼痛 5 年，近 1 周加重"来医院就诊，行右胫腓骨正侧位片、右胫腓骨 CT 重建及右胫腓骨磁共振平扫检查（图 9-10）。实验室检查：超敏 CRP 及红细胞沉降率增高，白细胞计数正常。

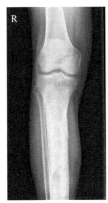
右胫腓骨正位片

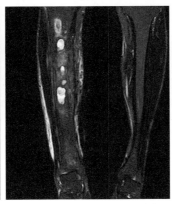
右胫腓骨磁共振平扫T$_2$WI冠状位

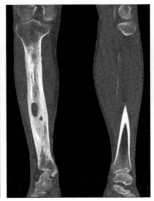
右胫腓骨 CT重建冠状位

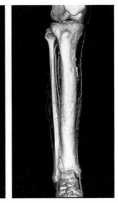
右胫腓骨 CT重建VR图像

图 9-10

【影像学描述】

【诊断】

【鉴别诊断】

第四节　骨关节结核

病例 9-11

【临床病史】　患者，男性，5 岁。因"右侧前壁近腕关节肿胀 2 个月，并包块形成 2 周"来医院就诊，行右腕关节 CT 重建及右腕关节磁共振增强扫描检查（图 9-11）。实验室检查：超敏 CRP 及红细胞沉降率增高，白细胞计数正常。

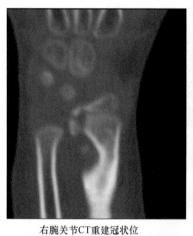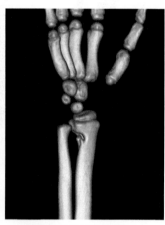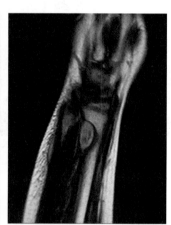

右腕关节CT重建冠状位　　　右腕关节CT重建VR图像　　　右腕关节磁共振平扫T₁WI冠状位

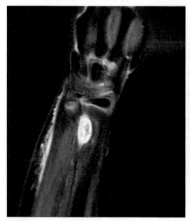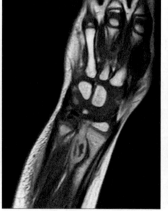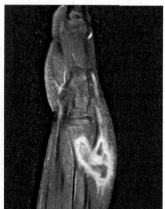

右腕关节磁共振平扫T₂WI冠状位　　右腕关节磁共振增强T₁WI冠状位　　右腕关节磁共振增强T₁WI矢状位

图 9-11

【影像学描述】

【诊断】

【鉴别诊断】

病例 9-12

【临床病史】　患者，女性，43 岁。因"右膝关节肿痛 1 年，活动受限 2 个月"来医院就诊，行右膝关节 CT 重建检查（图 9-12）。实验室检查：超敏 CRP 及红细胞沉降率增高，白细胞计数正常。

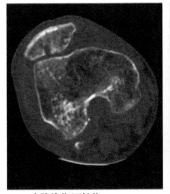 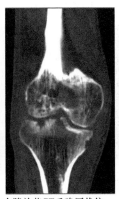 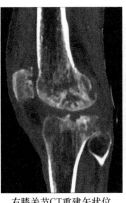 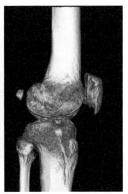

右膝关节CT轴位　　　　右膝关节CT重建冠状位　　　右膝关节CT重建矢状位　　　右膝关节CT重建VR图像

图 9-12

【影像学描述】

【诊断】

【鉴别诊断】

病例 9-13

【临床病史】　患者，男性，40 岁。因"腰背部疼痛不适半年，近 1 个月加重"来医院就诊，行胸腰段正侧位片，胸腰段 CT 重建及胸腰段磁共振增强扫描检查（图 9-13）。实验室检查：超敏 CRP 及红细胞沉降率增高，白细胞计数正常。

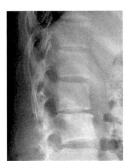 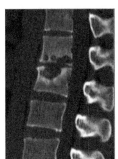 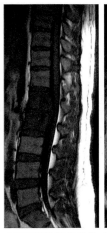 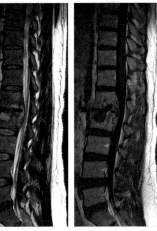

胸腰段侧位片　　　　胸腰段CT重建矢状位　　　MRI平扫T$_1$WI矢状位　　MRI平扫T$_2$WI矢状位　　MRI增强T$_1$WI矢状位

图 9-13

【影像学描述】

【诊断】

【鉴别诊断】

第五节　骨坏死和骨软骨病

病例 9-14

【临床病史】　患者，男性，19 岁。因"左膝关节疼痛不适 2 个月余"来医院就诊，行左膝关节正侧位及左膝关节磁共振平扫检查（图 9-14）。

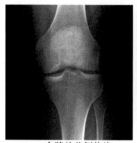 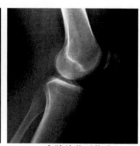 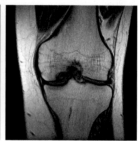 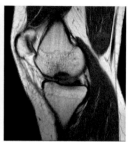

左膝关节侧位片　　　　左膝关节正位片　　　左膝关节磁共振T₁WI冠状位　　左膝关节磁共振T₁WI矢状位

图 9-14

【影像学描述】

【诊断】

【鉴别诊断】

病例 9-15

【临床病史】　患者，男性，20 岁。因"双髋关节疼痛不适 2 年，近 2 个月加重"来医院就诊，行双髋关节正位片及双髋关节磁共振平扫检查（图 9-15）。

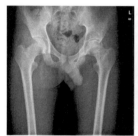 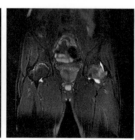 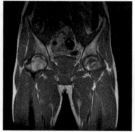 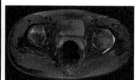

双髋关节正位片　　　双髋关节磁共振　　　　双髋关节磁共振　　　　双髋关节磁共振
　　　　　　　　　平扫T₂WI冠状位　　　　平扫T₁WI冠状位　　　　平扫T₂WI轴位

图 9-15

【影像学描述】

【诊断】

【鉴别诊断】

病例 9-16

【临床病史】　患者，男性，60岁。因"左下肢疼痛2个月余"来医院就诊，行双膝关节正侧位片及双膝关节CT重建检查（图9-16）。

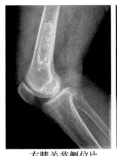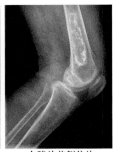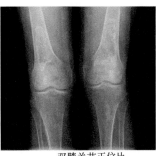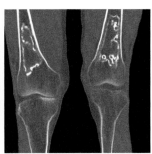

右膝关节侧位片　　　　左膝关节侧位片　　　　双膝关节正位片　　　双膝关节CT重建冠状位

图 9-16

【影像学描述】

【诊断】

【鉴别诊断】

第六节　骨关节创伤

病例 9-17

【临床病史】　患者，女性，44岁。因"车祸外伤左肩胛骨疼痛活动受限1小时"来医院就诊，行左肩关节正位片及左肩关节CT重建检查（图9-17）。

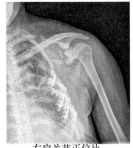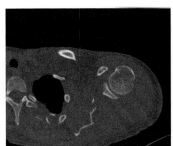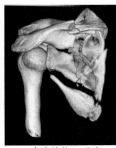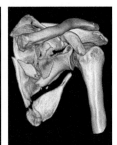

左肩关节正位片　　　　左肩关节CT轴位片　　　左肩关节CT重建　　　左肩关节CT重建
　　　　　　　　　　　　　　　　　　　　　前后位VR图像　　　　后前位VR图像

图 9-17

【影像学描述】

【诊断】

【鉴别诊断】

病例 9-18

【临床病史】　患者，女性，3 岁。因"左前臂摔伤后疼痛 3 小时"来医院就诊，行左尺桡骨正侧位片检查（图 9-18）。

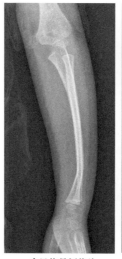

左尺桡骨侧位片　　左尺桡骨正位片

图 9-18

【影像学描述】

【诊断】

【鉴别诊断】

病例 9-19

【临床病史】　患者，女性，24 岁。因"车祸外伤后腰背部疼痛并活动受限 5 小时"来医院就诊，行腰椎 CT 重建检查（图 9-19）。

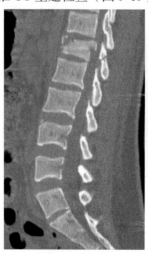

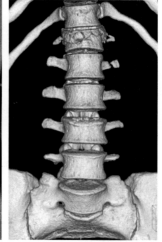

腰椎CT重建矢状位　　　　腰椎CT重建VR图像

图 9-19

【影像学描述】

【诊断】

【鉴别诊断】

病例 9-20

【临床病史】　患者，男性，66 岁。因"右踝交通伤伴关节活动活动受限 1 天"来医院就诊，行右踝关节正侧位片及右踝关节 CT 重建检查（图 9-20）。

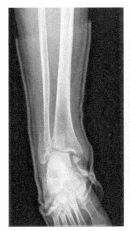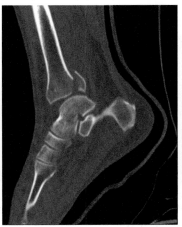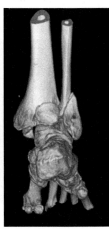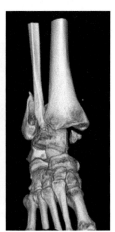

右踝关节正位片　　　　　右踝关节CT重建矢状位　　　　右踝关节CT重建后前位VR图像　　右踝关节CT重建前后位VR图像

图 9-20

【影像学描述】

【诊断】

【鉴别诊断】

第七节　骨肿瘤与瘤样病变

病例 9-21

【临床病史】　患者，男性，20岁。因"腰背部疼痛3个月，近1周加重"来医院就诊，行胸椎CT重建检查（图9-21）。

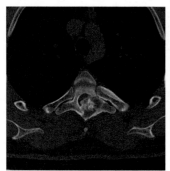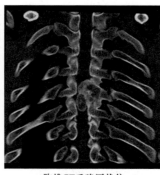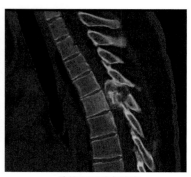

胸椎CT重建轴位　　　　　　　　胸椎CT重建冠状位　　　　　　　　胸椎CT重建矢状位

图 9-21

【影像学描述】

【诊断】

【鉴别诊断】

病例 9-22

【临床病史】　患者，男性，13岁。因"左膝关节疼痛1个月，近1周加重"来医院就诊，行左膝关节正侧位片检查（图9-22）。实验室检查：血清碱性磷酸酶（AKP）升高。

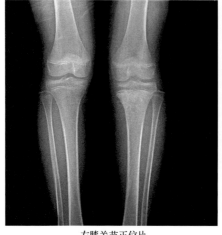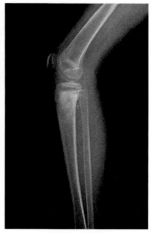

左膝关节正位片　　　　　　　　　左膝关节侧位片

图 9-22

【影像学描述】

【诊断】

【鉴别诊断】

病例 9-23

【临床病史】　患者，男性，23岁。因"右大腿近膝关节处疼痛4个月，近期加重伴肿胀"来医院就诊，行右膝关节正侧位片检查（图9-23）。实验室检查：血清碱性磷酸酶（AKP）升高。

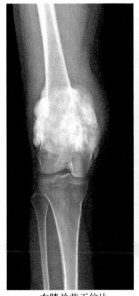

右膝关节正位片　　　　　右膝关节侧位片

图 9-23

【影像学描述】

【诊断】

【鉴别诊断】

病例 9-24

【临床病史】　患者，男性，15岁。因"右侧大腿内侧局部疼痛不适，夜间加重半年。"来医院就诊，行右股骨正侧位片及右股骨CT重建检查（图9-24）。

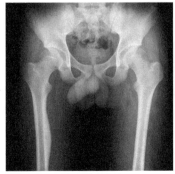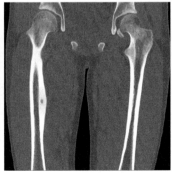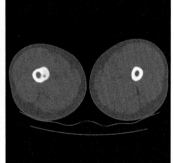

右股骨正位片　　　　　右股骨CT重建冠状位　　　　　右股骨CT重建轴位

图 9-24

【影像学描述】

【诊断】

【鉴别诊断】

病例 9-25

【临床病史】　患者，男性，14 岁。因"发现右侧大腿近膝关节处肿块，局部无疼痛。"来医院就诊，行右膝关节正侧位片检查（图 9-25）。

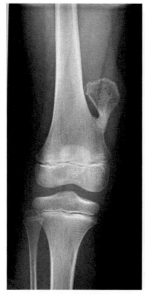

右膝关节正位片　　　　　右膝关节侧位片

图 9-25

【影像学描述】

【诊断】

【鉴别诊断】

病例 9-26

【临床病史】　患者，男性，35 岁。因"左膝关节外伤后行平片检查发现股骨下段髓腔斑片状钙化病变"来医院就诊，行左股骨下段 CT 重建检查（图 9-26）。

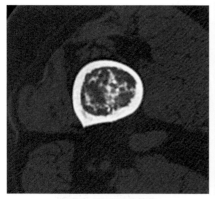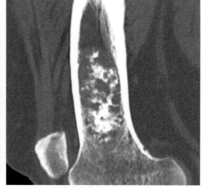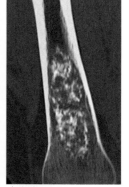

左股骨下段CT重建轴位　　　　左股骨下段CT重建矢状位　　　　左股骨下段CT重建冠状位

图 9-26

【影像学描述】

【诊断】

【鉴别诊断】

病例 9-27

【临床病史】 患者，男性，14 岁。因"左膝关节周围疼痛不适 2 个月，近 1 周加重"来医院就诊，行左膝关节正侧位片及左膝关节 CT 重建检查（图 9-27）。

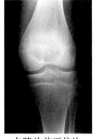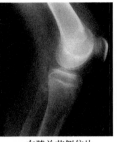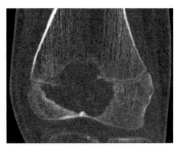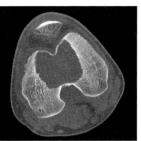

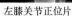

左膝关节正位片　　　　左膝关节侧位片　　　　左膝关节CT重建冠状位　　　　左膝关节CT重建轴位

图 9-27

【影像学描述】

【诊断】

【鉴别诊断】

病例 9-28

【临床病史】 患者，男性，35 岁。因"左肩部疼痛不适 2 年，近 1 个月加重伴肿胀"来医院就诊，行左肩关节正位片及左肱骨磁共振增强扫描检查（图 9-28）。

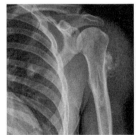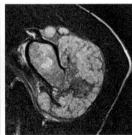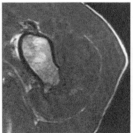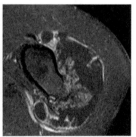

左肩关节正位片　　左肱骨磁共振平扫T_2WI轴位　　左肱骨磁共振平扫T_1WI轴位　　左肱骨磁共振增强T_1WI轴位

图 9-28

【影像学描述】

【诊断】

【鉴别诊断】

病例 9-29

【临床病史】 患者，男性，35岁。因"左膝关节疼痛不适3年，近3个月加重伴肿胀"来医院就诊，行左膝关节正侧位片，左膝关节CT重建及右膝关节MRI增强扫描检查（图9-29）。

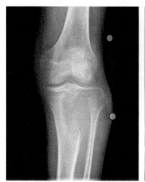 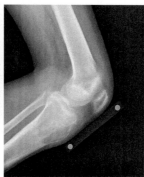 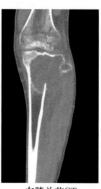 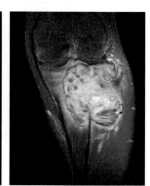

| 左膝关节正位片 | 左膝关节侧位片 | 左膝关节CT
重建冠状位 | 左膝关节磁共振
增强T₁WI冠状位 |

图 9-29

【影像学描述】

【诊断】

【鉴别诊断】

病例 9-30

【临床病史】 患者，女性，65岁。因"胸部、背部及右侧大腿多处疼痛近1年，近1个月加重"来医院就诊，行胸椎CT重建检查（图9-30）。实验室检查：血清本周氏蛋白阳性。

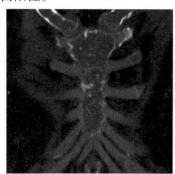 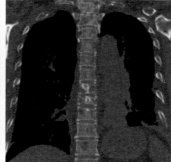 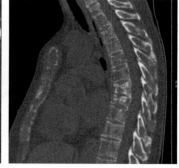

| 胸骨CT重建冠状位 | 胸椎CT重建冠状位 | 胸椎CT重建矢状位 |

图 9-30

【影像学描述】

【诊断】

【鉴别诊断】

病例 9-31

【临床病史】　患者，女性，14岁。因"右髋关节疼痛半年，近1个月内逐渐加重。"来医院就诊，行骨盆平片，骨盆CT重建及骨盆MRI增强扫描检查（图9-31）。

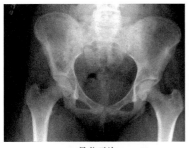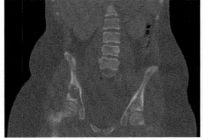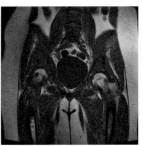

骨盆平片　　　　　　　　　　骨盆CT重建冠状位　　　　　　　骨盆MRI平扫T₁WI冠状位

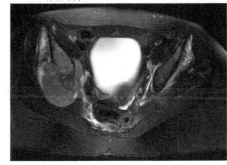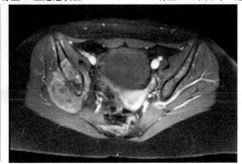

骨盆MRI平扫T₂WI轴位　　　　　　　　　骨盆MRI平扫T₁WI增强轴位

图 9-31

【影像学描述】

【诊断】

【鉴别诊断】

病例 9-32

【临床病史】　患者，男性，17 岁。因"左踝关节疼痛不适半年"来医院就诊，行左踝关节正侧位片检查（图 9-32）。

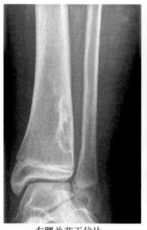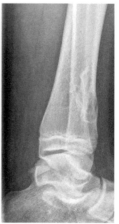

左踝关节正位片　　　　　　　左踝关节侧位片

图 9-32

【影像学描述】

【诊断】

【鉴别诊断】

病例 9-33

【临床病史】　患者，男性，35 岁。因"左大腿远端肿胀疼痛 4 个月余，近期加重"来医院就诊。既往患者在 15 年前有左侧股骨远端骨巨细胞瘤手术史。行左膝关节正侧位片检查（图 9-33）。

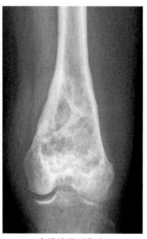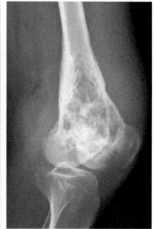

左膝关节正位片　　　　　　　左膝关节侧位片

图 9-33

【影像学描述】

【诊断】

【鉴别诊断】

病例 9-34

【临床病史】　患者，女性，30 岁。因"右侧下颌肿胀 2 个月余"来医院就诊，行颌面部 CT 增强扫描检查（图 9-34）。

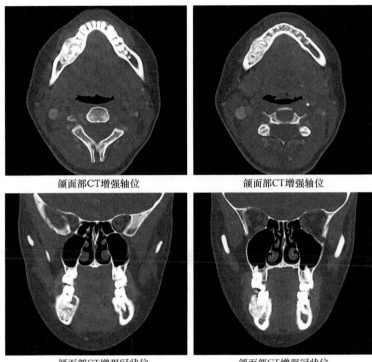

颌面部CT增强轴位　　　　　　颌面部CT增强轴位

颌面部CT增强冠状位　　　　　颌面部CT增强冠状位

图 9-34

【影像学描述】

【诊断】

【鉴别诊断】

病例 9-35

【临床病史】　患者，女性，14 岁。因"双膝关节不适 2 周"来医院就诊，行左膝关节正侧位片，左侧胫腓上段正侧位片及右侧股骨下段正侧位片检查（图 9-35）。

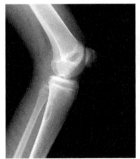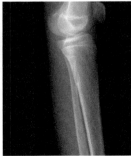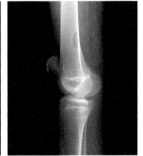

左膝关节侧位片　　　左胫腓上段侧位片　　　右股骨下段侧位片

图 9-35

【影像学描述】

【诊断】

【鉴别诊断】

病例 9-36

【临床病史】 患者，女性，10 岁。因"左肩部疼痛不适半年，近 1 个月加重"来医院就诊，行左肩关节正位片及左肩关节磁共振平扫检查（图 9-36）。

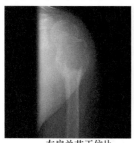 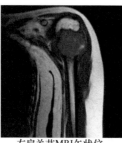 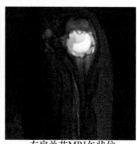 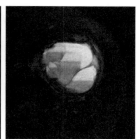

左肩关节正位片　　　左肩关节MRI矢状位　　　左肩关节MRI矢状位　　　左肩关节MRI轴位
　　　　　　　　　　T₁WI序列　　　　　　　T₂WI压脂序列　　　　PDWI压脂序列

图 9-36

【影像学描述】

【诊断】

【鉴别诊断】

病例 9-37

【临床病史】 患者，女性，16 岁。因"左前壁疼痛不适 2 周"来医院就诊，行左肱骨正侧位片检查（图 9-37）。

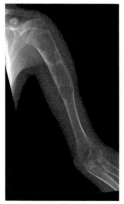 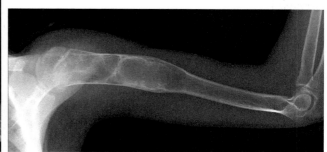

左肱骨正位片　　　　　　　　　　左肱骨侧位片

图 9-37

【影像学描述】

【诊断】

【鉴别诊断】

病例 9-38

【临床病史】 患者，男性，30岁。因"左侧大腿根部疼痛2个月余"来医院就诊，行左股骨上段正侧位片检查（图9-38）。

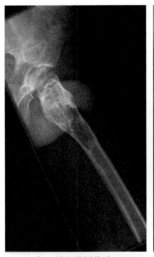

左股骨上段侧位片　　　　　左股骨上段正位片

图 9-38

【影像学描述】

【诊断】

【鉴别诊断】

病例 9-39

【临床病史】 患者，女性，62岁。因"肺癌术后3个月余，胸背部疼痛不适2周"来医院就诊，行胸椎CT重建检查（图9-39）。

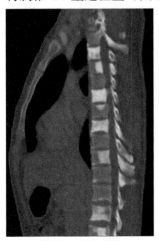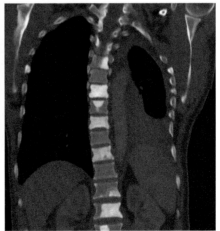

胸椎CT重建矢状位　　　　　胸椎CT重建冠状位

图 9-39

【影像学描述】

【诊断】

【鉴别诊断】

第八节 脊 柱 病 变

病例 9-40

【临床病史】 患者，女性，59岁。因"颈部不适半年，伴头晕，左侧手麻木2周"来医院就诊，行颈椎正侧，过伸过屈及双斜位片检查（图9-40）。

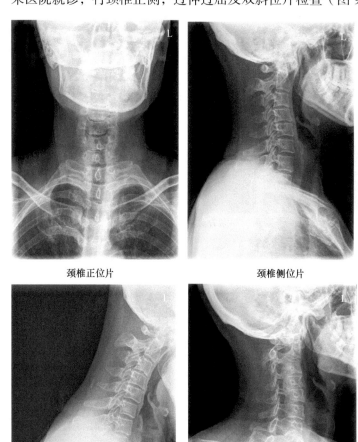
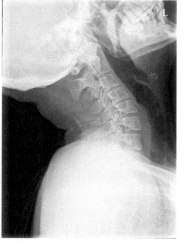

颈椎正位片   颈椎侧位片   颈椎过伸位片

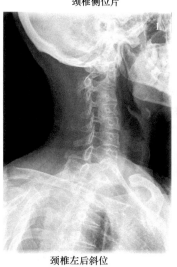
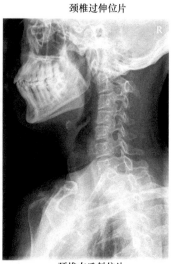

颈椎过屈位片   颈椎左后斜位   颈椎右后斜位片

图 9-40

【影像学描述】

【诊断】

【鉴别诊断】

病例 9-41

【临床病史】 患者，男性，50 岁。因"腰痛多年，双下肢麻木伴间歇性坡行 5 个月余"来医院就诊，行腰椎磁共振平扫检查（图 9-41）。

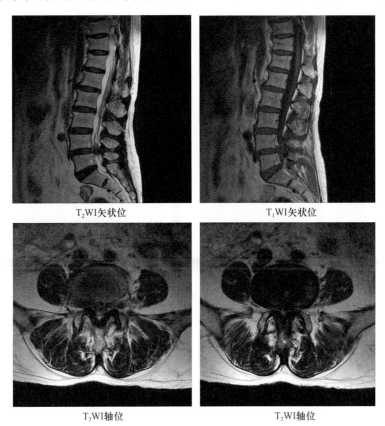

T₂WI矢状位　　　　　　　　T₁WI矢状位

T₂WI轴位　　　　　　　　T₂WI轴位

图 9-41

【影像学描述】

【诊断】

【鉴别诊断】

病例 9-42

【临床病史】 患者，男性，35岁。因"腰痛伴左下肢麻木2周"来医院就诊，行腰椎磁共振平扫检查（图9-42）。

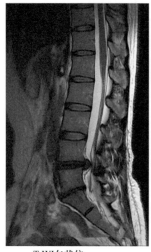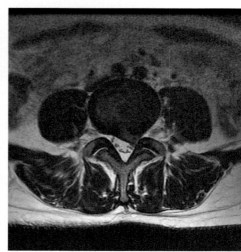

T₂WI矢状位　　　　　　　T₁WI矢状位　　　　　　　T₂WI轴位

图 9-42

【影像学描述】

【诊断】

【鉴别诊断】

第九节 慢性关节病

病例 9-43

【临床病史】 患者，女性，21 岁。因"打羽毛球时不慎滑倒左膝外伤 2 小时"来医院就诊，行左膝关节正侧位片及左膝关节磁共振平扫检查（图 9-43）。

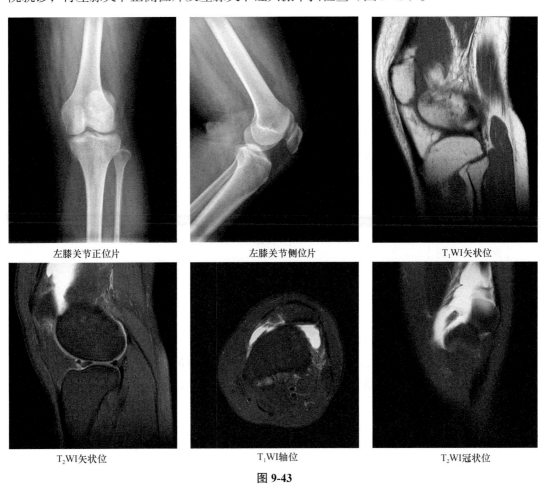

| 左膝关节正位片 | 左膝关节侧位片 | T₁WI 矢状位 |

左膝关节正位片　　　　左膝关节侧位片　　　　T_1WI 矢状位

T_2WI 矢状位　　　　T_1WI 轴位　　　　T_2WI 冠状位

图 9-43

【影像学描述】

【诊断】

【鉴别诊断】

病例 9-44

【临床病史】 患者，女性，67岁。因"右膝关节疼痛并局部肿胀3个月余"来医院就诊，行右膝关节正侧位片检查（图9-44）。

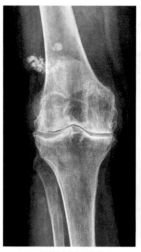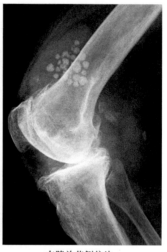

右膝关节正位片　　　　　　　右膝关节侧位片

图 9-44

【影像学描述】

【诊断】

【鉴别诊断】

病例 9-45

【临床病史】 患者，女性，51岁。因"确诊类风湿10年，近1年来左膝关节疼痛不适并活动受限"来医院就诊，行左膝关节正侧位片检查（图9-45）。

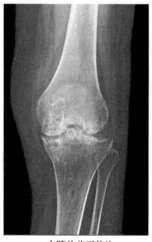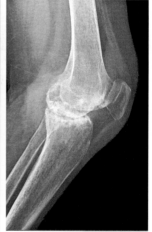

左膝关节正位片　　　　　　　左膝关节侧位片

图 9-45

【影像学描述】

【诊断】

【鉴别诊断】

病例 9-46

【临床病史】　患者，男性，24 岁。因"腰部疼痛不适 3 年，逐渐加重，并活动受限 2 个月余"来医院就诊，行骨盆平片及腰椎正侧位片检查（图 9-46）。

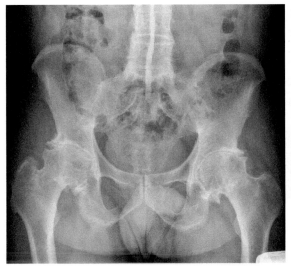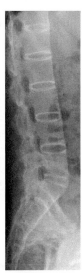

骨盆平片　　　　　　　　　　腰椎正位片　　　　腰椎侧位片

图 9-46

【影像学描述】

【诊断】

【鉴别诊断】

病例 9-47

【临床病史】　患者，男性，85 岁。因"双足疼痛不适 2 个月，局部肿胀 2 周"来医院就诊，行双足正斜位片检查（图 9-47）。实验室检查：尿酸明显增高。

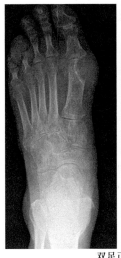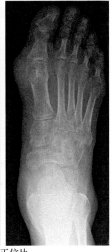

双足正位片

图 9-47

【影像学描述】

【诊断】

【鉴别诊断】

第十节　内分泌骨病

病例 9-48

【临床病史】　患者，女性，20 岁。因"患者确诊慢性肾功能衰竭 4 年，左前臂疼痛不适 2 周"来医院就诊，行左尺桡骨正侧位片及左尺桡骨 CT 重建检查（图 9-48）。实验室检查：甲状旁腺激素明显高于正常值。

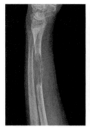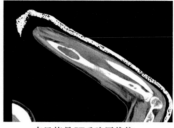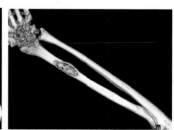

左尺桡骨侧位片　　　　左尺桡骨正位片　　　　左尺桡骨CT重建冠状位　　　　左尺桡骨CT重建VR图像

图 9-48

【影像学描述】

【诊断】

【鉴别诊断】

病例 9-49

【临床病史】　患者，女性，50 岁。因"嗜睡伴头痛 3 个月"来医院就诊，行垂体 MRI 增强扫描及颅脑 CT 增强检查（图 9-49）。实验室检查：生长激素高于正常值。

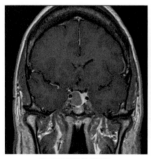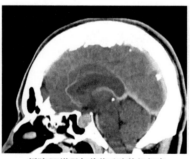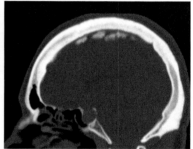

T₁WI冠状位增强　　　　颅脑CT增强矢状位重建软组织窗　　　　颅脑CT增强矢状位重建骨窗

图 9-49

【影像学描述】

【诊断】

【鉴别诊断】

第十一节 染色体和遗传性疾病

病例 9-50

【临床病史】 患者，女性，13 岁。因"出生后 1 年诊断为唐氏综合征"来医院就诊，行骨盆平片检查（图 9-50）。

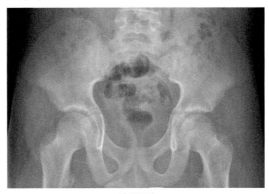

骨盆平片

图 9-50

【影像学描述】

【诊断】

【鉴别诊断】

病例 9-51

【临床病史】 患者，女性，9 岁。因"发现左手第 4、5 指骨短小 3 年"来医院就诊，行左手正位片检查（图 9-51）。

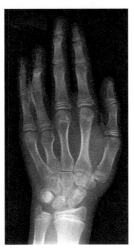

左手正位片

图 9-51

【影像学描述】

【诊断】

【鉴别诊断】

病例 9-52

【临床病史】 患者，女性，13岁。因"生后 1 年诊断为黏多糖贮积症，外院 CT 检查发现脑积水 1 周"来医院就诊，行骨盆平片，胸椎及腰椎正侧位片，颅脑 CT 轴位平扫及颅脑 MRI 平扫检查（图 9-52）。

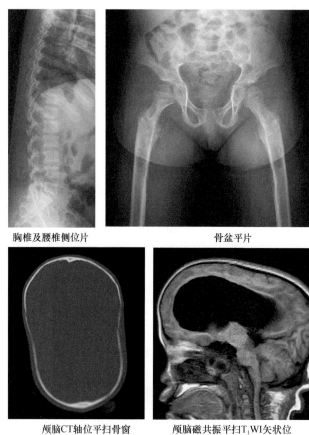

胸椎及腰椎侧位片　　　　　　　　骨盆平片

颅脑CT轴位平扫骨窗　　　颅脑磁共振平扫T₁WI矢状位

图 9-52

【影像学描述】

【诊断】

【鉴别诊断】

第十二节　软组织病变

病例 9-53

【临床病史】　患者，女性，50 岁。因"临床确诊系统性红斑狼疮 10 年，右小腿软组织肿胀疼痛半年"来医院就诊，行右胫腓骨正侧位片检查（图 9-53）。

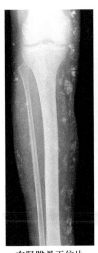

右胫腓骨正位片　　　　　右胫腓骨侧位片

图 9-53

【影像学描述】

【诊断】

【鉴别诊断】

病例 9-54

【临床病史】　患者，男性，55 岁。因"左髋关节疼痛 1 周（患者无明确外伤病史）"来医院就诊。行骨盆平片及左髋关节 CT 重建检查（图 9-54）。

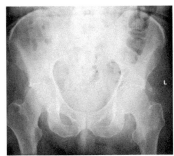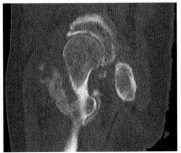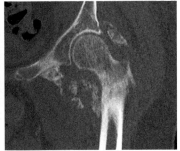

骨盆平片　　　　　　CT重建矢状位　　　　　　CT重建冠状位

图 9-54

【影像学描述】

【诊断】

【鉴别诊断】

病例 9-55

【临床病史】　患者，女性，35 岁。因"车祸外伤 5 小时，查体右膝关节活动受限"来医院就诊，行右膝关节磁共振平扫检查（图 9-55）。

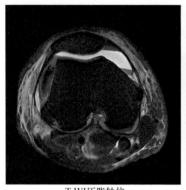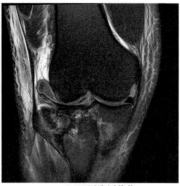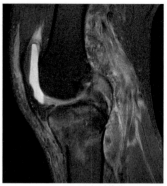

T₂WI压脂轴位　　　　　T₂WI压脂冠状位　　　　　PDWI压脂冠状位

图 9-55

【影像学描述】

【诊断】

【鉴别诊断】

病例 9-56

【临床病史】　患者，女性，61 岁。因"有肩部疼痛不适 1 周，逐渐加重"来医院就诊，行右肩关节磁共振增强检查（图 9-56）。

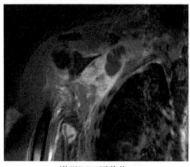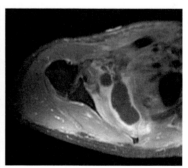

增强T₁WI冠状位　　　　　增强T₁WI轴位

图 9-56

【影像学描述】

【诊断】

【鉴别诊断】

病例 9-57

【临床病史】　患者，女性，35 岁。因"发现左上壁肿物 2 周，无明显疼痛不适症状"来医院就诊，行左侧上臂磁共振增强扫描检查（图 9-57）。

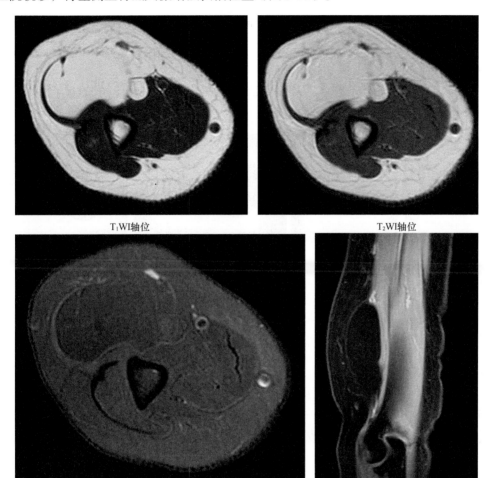

T₁WI轴位　　　　　　　　　　　　　　T₂WI轴位

压脂轴位　　　　　　　　　　　　增强压脂T₁WI轴位

图 9-57

【影像学描述】

【诊断】

【鉴别诊断】

第十章　儿科影像诊断学

第一节　呼吸系统

病例 10-1

【临床病史】　患者，男性，10岁。因左上腹疼痛入院，行胸部CT检查（图10-1）。实验室检查未见异常。

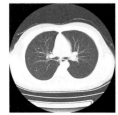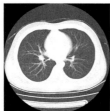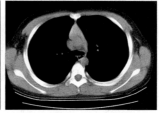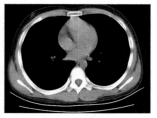

图 10-1

【影像学描述】

【诊断】

【鉴别诊断】

病例 10-2

【临床病史】　患者，男性，2岁5个月。因气道异物于我院行气管-支气管重建检查（图10-2）。实验室检查未见异常。

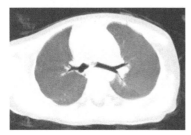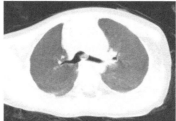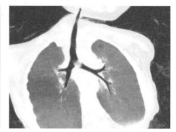

图 10-2

【影像学描述】

【诊断】

【鉴别诊断】

病例 10-3

【临床病史】　患者，女性，13个小时。因新生儿窒息于我院，行胸部CT平扫检查（图10-3）。

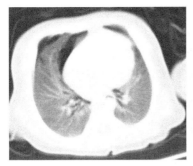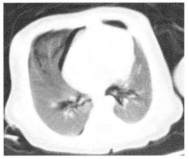

图 10-3

【影像学描述】

【诊断】

【鉴别诊断】

病例 10-4

【临床病史】　患者，男性，6天。因肺炎就诊于我院，行胸部CT平扫检查（图10-4）。

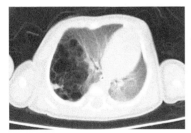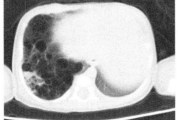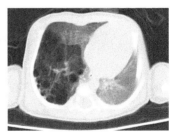

图 10-4

【影像学描述】

【诊断】

【鉴别诊断】

第二节　消 化 系 统

病例 10-5

【临床病史】　患者，女性，1个月4天。患者因肝占位病变于我院行全腹CT增强检查（图10-5）。实验室检查：AFP1210.00ng/ml。

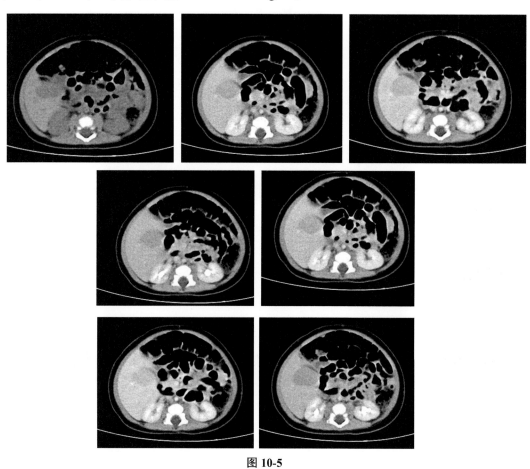

图 10-5

【影像学描述】

【诊断】

【鉴别诊断】

第三节　神经系统

病例 10-6

【临床病史】　患者，女性，10 岁。因头皮裂伤行颅脑 CT 检查（图 10-6）。

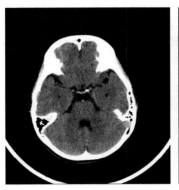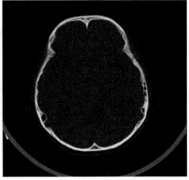

图 10-6

【影像学描述】

【诊断】

【鉴别诊断】

第四节　头　颈　部

病例 10-7

【临床病史】　患者，女性，6 岁。因变应性鼻炎与我院行鼻咽侧位片（图 10-7）。

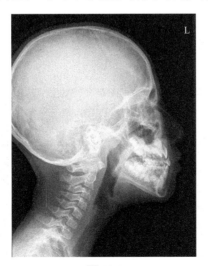

图 10-7

【影像学描述】

【诊断】

【鉴别诊断】

病例 10-8

【临床病史】　患者，女性，8 岁。因"白瞳症"来我院就诊。影像学检查如图 10-8 所示。

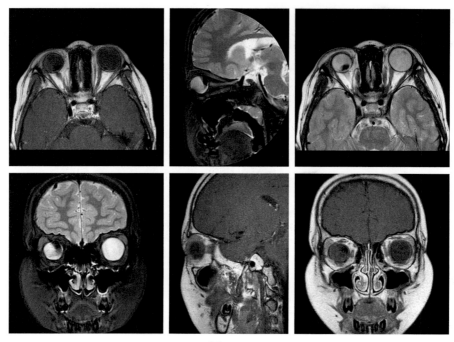

图 10-8

【影像学描述】

【诊断】

【鉴别诊断】

病例 10-9

【临床病史】　患者，男性，9 个月 30 天。因"左眼白瞳症"来我院就诊。影像学检查如图 10-9 所示。

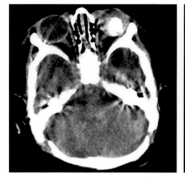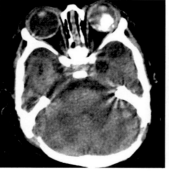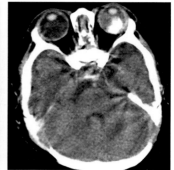

图 10-9

【影像学描述】

【诊断】

【鉴别诊断】